VADE MECUM

DE

MÉDECINE

DOSIMÉTRIQUE

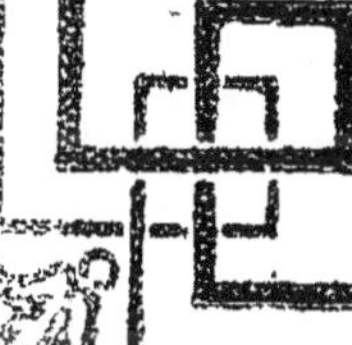

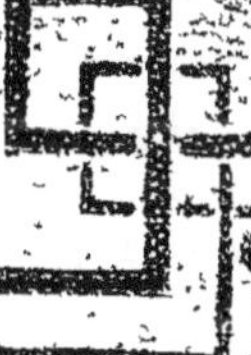

VADE-MECUM

DE

MÉDECINE DOSIMÉTRIQUE

VADE-MECUM

DE

MÉDECINE DOSIMÉTRIQUE

OU

GUIDE PRATIQUE

POUR LE TRAITEMENT

DES MALADIES AIGUËS ET CHRONIQUES

D'après la Méthode du Professeur BURGGRAEVE

SUIVI D'UN

MÉMORIAL TOXICOLOGIQUE

PAR

F.-H. REBAUTE

Secrétaire de l'Institut de Médecine dosimétrique de Paris
Membre de plusieurs Académies et Sociétés savantes
etc., etc.

PARIS

A L'INSTITUT DOSIMÉTRIQUE

RUE DES FRANCS-BOURGEOIS, 54

—

1881

Angoulême. — Imp. Roussaud, rue Tison d'Argence, 3.

A MONSIEUR LE DOCTEUR BURGGRAEVE

PROFESSEUR ÉMÉRITE

DE L'UNIVERSITÉ DE GAND (BELGIQUE)

OFFICIER DE L'ORDRE DE LÉOPOLD

MEMBRE TITULAIRE DE L'ACADÉMIE DE MÉDECINE

DE BELGIQUE

MEMBRE HONORAIRE ET CORRESPONDANT

DE NOMBREUSES ACADÉMIES ET UNIVERSITÉS

DE TOUS LES PAYS, ETC., ETC.

CHER ET TRÈS VÉNÉRÉ MAITRE,

La grande révolution que vous avez accomplie en Thérapeutique, est une œuvre gigantesque qui restera à la postérité.

L'ardeur et la conviction profonde avec lesquelles vous l'avez poursuivie, sont la preuve la plus convaincante de la véracité de la méthode dosimétrique.

Vous avez fait de la vieille médecine, aveugle et routinière jusqu'ici, une science exacte. Tout en la faisant progresser à pas de géant, vous avez relevé l'art médical à la hauteur des plus grandes découvertes du siècle, et rendu le plus grand service à l'humanité.

Vous avez su braver tous les obstacles, les fatigues, les veilles, voire même les objections, je pourrais dire les calomnies ridicules de ceux qui, ne connaissant pas les armes sûres et précises dont vous avez doté l'arsenal thérapeutique, n'osent les manier ; peu importe, la victoire restera à votre méthode, et l'humanité vous sera éternellement reconnaissante.

Permettez-moi donc, cher et vénéré Maître, de vous dédier ce faible travail.

Puisse-t-il, par sa simplicité et sa clarté, rallier à votre doctrine les quelques praticiens craintifs qui n'osent toucher aux Alcaloïdes.

Un Vade-mecum pratique de votre méthode était nécessaire. De nombreux praticiens ont maintes fois signalé cette lacune ; si, par ce petit travail, j'ai pu réussir à la combler en partie, je m'estimerai très heureux d'avoir, selon mes faibles forces, pu contribuer à l'érection du monument que l'avenir vous réserve.

Veuillez agréer, cher et très vénéré Maître, l'assurance de toutes mes sympathies et de ma vive admiration.

Votre tout dévoué,

H. REBAUTE,
Secrétaire de l'Institut
de Médecine Dosimétrique de Paris, etc.

A MONSIEUR CHARLES CHANTEAUD

PHARMACIEN DE 1re CLASSE
CHEVALIER DE L'ORDRE DE CHARLES III D'ESPAGNE
FONDATEUR DE LA PHARMACIE DOSIMÉTRIQUE
A PARIS.

Mon cher Maître,

Permettez-moi aussi de dédier ce petit opuscule à l'éminent collaborateur du professeur Burggraëve.

Si le Maître a fourni à la science le côté théorique, vous avez su doter le côté pratique d'une collection d'armes irréprochables, dont l'expérience prouve, tous les jours, d'une manière incontestable, la pureté, la perfection du dosage et partant, la sûreté et la précision dans leur emploi.

Veuillez agréer, cher Maître, l'assurance de mon entier dévouement et de ma vive reconnaissance.

H. REBAUTE.

A MONSIEUR CHARLES CHANTEAUD

PHARMACIEN DE 1re CLASSE A PARIS

PRÉPARATEUR DES MÉDICAMENTS DOSIMÉTRIQUES.

MON CHER COLLABORATEUR,

En fondant la pharmacie dosimétrique vous avez rendu un immense service aux médecins, puisque vous leur avez fourni des armes de précision sur lesquelles ils peuvent compter, surtout dans la jugulation des maladies aiguës, lesquelles étant abandonnées à elles-mêmes, font tant de victimes, au point de faire douter de la puissance de l'art médical.

Par votre Sel de Sedlitz granulé, vous avez rendu un service non moins grand au public en lui permettant de prévenir la plupart des maladies provenant de l'échauffement du sang.

Vous vous êtes ainsi acquis un double titre à la reconnaissance des médecins et des malades.

Les succès constants de vos médicaments, leur pureté, leur forme agréable et commode, ont attiré les contrefacteurs qui livrent au public des préparations plus ou moins grossières, ne présentant aucune garantie et donnant lieu à des résultats toujours incertains, sinon dangereux.

Le Sel de Sedlitz étant la base de tout traitement dosimétrique, puisqu'il doit préparer la voie de l'absorption aux médicaments dosimétriques, il est de la plus haute importance que ce produit soit pur, complètement neutre, afin de ne donner lieu à aucun dérangement ni irritation du canal intestinal ; et dans un état parfait de conservation, afin d'empêcher les altérations par l'air et l'humidité.

Les granules dosimétriques préparés par vous n'ont donné lieu à aucun accident et ont toujours répondu à l'attente des praticiens, ainsi que le constatent les nombreux faits consignés dans mon journal le Répertoire universel de médecine dosimétrique et dans les Journaux dosimétriques publiés en Espagne, en Portugal, en Angleterre et en Italie. L'énorme et rapide extension de ma méthode est due à la bonté et à la perfection de vos produits, et je suis heureux de vous en donner ici un témoignage public.

Dr BURGGRAEVE.

Gand, 18 Juin 1881.

Mon cher Monsieur Rebaute,

J'ai reçu votre travail et l'ai examiné avec tout l'intérêt qu'il mérite ; vous avez fait là une œuvre utile ; car, malgré tout ce qu'on a écrit sur la Dosimétrie, elle est loin d'être appréciée dans son véritable sens. Le public y voit encore une homœopathie déguisée, et nos adversaires profitent de cette erreur, pour persévérer dans la voie déplorable de la vieille allopathie.

Vous avez bien fait de prémunir les malades contre la velléité de se traiter eux-mêmes. Il peut se présenter cependant, telle circonstance où il y aurait urgence à recourir aux médicaments dosimétriques en dehors de la prescription du médecin. Dans les voyages de long cours, par exemple, où l'on se trouve loin de tout secours médical et pharmaceutique.

L'important est que les médicaments soient bien purs et bien préparés, et ne puissent nuire en aucun cas, à moins de s'en servir dans un but coupable.

A ce point de vue, il y a utilité à vulgariser la méthode dosimétrique, ne fut-ce que pour neutraliser le charlatanisme d'en haut et d'en bas.

Les malades y trouveront leur intérêt, puisque, sachant que tous les médecins dosimètres sont également aptes à traiter d'après cette méthode, ils ne seront plus obligés — eux, les malades, de passer sous les fourches caudines des prétendus princes de la science. Ce sera la véritable fraternité médicale, au lieu de l'odieux proverbe : Invidia medicorum, pessima invidia.

Sans vouloir vous faire la « Mouche du Coche », vous vous êtes bravement attelé au char de la dosimétrie, et l'avez aidé à surmonter les obstacles semés sur sa route.

Votre connaissance des langues modernes nous a permis d'établir nos relations dans les pays étrangers, et vous m'êtes d'un grand secours pour mes nombreuses correspondances du dehors.

C'est, à tous ces titres, que je recommande vivement votre Vade-Mecum du praticien dosimètre. Sous une forme claire et concise, il résume tous les cas qui se présentent dans la clientèle journalière, et, malades et médecins y trouveront également leur avantage. Les premiers, pour apprendre à surveiller leur santé; les seconds, pour traiter leurs patients avec la sûreté, la rapidité, la commodité qu'exige leur intérêt. Car, comme disent les anglais : Times is money.

Je souhaite à votre petit livre tout le succès qu'il mérite.

Croyez à mes sentiments de considération.

Dr BURGGRAEVE,

Auteur de la méthode dosimétrique.

A Monsieur Rebaute,
secrétaire de l'Institut dosimétrique de Paris.

PRÉFACE

En publiant ce travail, nous avons eu pour but de vulgariser l'emploi de la Thérapeutique Dosimétrique.

Les médicaments dosimétriques, toujours simples, doivent, autant que possible, être appliqués par le médecin, et les malades doivent avoir recours à lui, pour en retirer tous les avantages.

Ce n'est pas qu'il y ait du danger, car les granules de Chanteaud sont dosés de telle manière, qu'ils peuvent être supportés, dans les vingt-quatre heures, à la dose dé vingt, qui sont contenus dans chaque tube.

En ce cas, le médecin, seul, est compétent pour juger des doses convenables de substances énergiques, comme le sont les médicaments dosimétriques, et, dans cela seulement ne consiste pas leur valeur, mais encore dans les avantages immenses qu'ils procurent au corps médical, qui accepte avec plaisir la nouvelle méthode de thérapeutique.

C'est pour cela que nous avons pris grand soin de ne pas indiquer les grandes doses, afin que le praticien intelligent et consciencieux puisse les augmenter dans les cas où il le jugera à propos.

En faisant usage des médicaments dosimétriques, les malades doivent conserver les organes digestifs frais, et privés de ce que l'on nomme *Saburre*.

Il faut, pour cela, prendre tous les matins à jeun, une cuillerée de Sedlitz granulé de Chanteaud dissous dans un verre d'eau.

Nous faisons ces observations pour éviter, à notre petit travail, le reproche d'insuffisance, et qu'on nous traite de flatteur téméraire.

H. Rebaute.

AVIS

Pour faire usage de ce Guide, le lecteur observera fidèlement ce qui suit :

Les personnes étrangères à la médecine ne pourront employer les médicaments dosimétriques, au-
delà de la dose de 10 granules pour quelques substances, sans consulter un médecin ; et les praticiens
eux-mêmes ne devront dépasser la dose de 20
granules sans observer le malade.

Nous répétons que les doses indiquées ci-dessus
pourront être doublées par les compétents, selon
l'exigence des cas, parce que, arrêter la marche
envahissante des maladies aiguës et violentes, est
le grand avantage de cette méthode de thérapeutique sur toutes celles connues en médecine.

NOTES

I.

La Médecine dosimétrique ne rejette pas et ne
se dispense pas des moyens externes, comme

auxiliaires du traitement de quelques maladies. Ainsi, les ventouses, les sinapismes, les sangsues, les vésicatoires, l'application de bouteilles remplies d'eau chaude, les compresses d'eau froide, les vessies remplies de glace, etc., sont autant de secours qui sont parfois très avantageux. Aussi, dans les maladies où ces moyens peuvent être employés, il est bon que le médecin Dosimètre ne les rejette pas.

II.

Les doses indiquées dans le Guide sont la moyenne pour un adulte. Toutefois, elles doivent être réduites à un sixième pour un enfant d'un an, à un cinquième pour celui de trois ans, à un quart à six ans, à un tiers à dix ans et à la moitié à quinze ans.

Lorsque l'enfant âgé de deux ou trois ans ne peut pas avaler les granules, on doit les faire dissoudre dans une cuillerée d'eau.

Pour les personnes âgées, les doses sont la moitié de celles de l'adulte.

Si les doses ne pouvaient être divisées à cause du petit volume des granules, on les ferait dissoudre dans de l'eau, et, ensuite, on ferait la division.

LOIS FONDAMENTALES
DE LA DOSIMÉTRIE

La *Médecine Dosimétrique* repose essentiellement sur la jugulation de la fièvre, par laquelle débutent toutes les maladies aiguës ; c'est une symptomatologie raisonnée, c'est-à-dire qu'elle tient compte des causes des maladies, afin de parer à leurs effets ; or, ces effets sont dynamiques ou organiques. La Dosimétrie représente donc également le Vitalisme et l'Organicisme, mais elle a surtout pour but de prévenir les lésions anatomopathologiques, parce que ces dernières, une fois établies, sont au-dessus des ressources de l'art.

L'étude des causes morbides est indispensable parce que, sans elle, il n'y a qu'empirisme en médecine ; mais ces causes sont souvent difficiles à découvrir.

C'est pourquoi les médicaments dosimétriques servent, en quelque sorte, de pierre de touche ; on interroge l'organisme dans son ensemble ou les organes en particulier, et on peut asseoir un diagnostic certain, en même temps qu'un traitement rationnel.

Les médicaments dosimétriques sont simples, jamais *composés* ou *amalgamés*, de sorte qu'on en obtient toujours des effets certains.

La *Dominante* du traitement consiste à attaquer la cause morbide ; aussi faut-il souvent tâtonner, mais non comme l'aveugle qui frappe autour de lui avec son bâton. Cette *Dominante* doit être continuée pendant toute la durée du traitement.

La *Variante* du traitement s'applique aux symptômes par lesquels l'organisme malade exprime ses souffrances. Ces symptômes ne doivent pas être abandonnés à eux-mêmes, comme constituant un effort critique salutaire.

Ils sont, au contraire, un danger, — comme un coursier effrayé, qui prend le mors aux dents. — Il faut donc, ou les faire disparaître, ou les calmer.

Ici, encore, on est souvent obligé de tâtonner, car il est difficile de reconnaître si le symptôme prédominant est celui qui constitue la maladie. Ainsi, dans certains cas, — l'intoxication saturnine, par exemple, — il y a, en même temps, spasme et paralysie : les antispasmodiques et les antiparalytiques, employés isolément, ne parviendraient pas à rétablir l'équilibre ; il faut, au contraire, combiner les deux agents.

Les symptômes peuvent être réflexes, c'est-à-dire être dus à des causes éloignées, par exemple, les vers, qui provoquent des irritations de la moëlle épinière, lesquelles, à leur tour, réagissent sur la périphérie. Ici, encore, il faut faire le traitement par la *Dominante,* celui de la *Variante* ne suffisant pas à lui seul.

1° *Aux maladies aiguës, un. traitement aigu.* — C'est-à-dire que le traitement doit marcher aussi vite que le mal, afin d'empêcher les désordres organiques. De là, nécessité d'administrer les principes immédiats simples ; tels que les *alcaloïdes,* à doses fractionnées ; demi-milligramme, un milligramme, demi-centigramme, un centigramme, à des intervalles rapprochés ; tous les quarts d'heure ou demi-heures, jusqu'à effet thérapeutique, c'est-à-dire jusqu'à ce que les symptômes primordiaux, tels que la fièvre et les accidents nerveux, soient tombés.

Les médicaments sont administrés sous forme de petits granules très solubles. Un deuxième granule ne doit être introduit dans l'estomac qu'après l'absorption présumée du premier. On agit de même pour les granules subséquents.

On sait que dans l'estomac, les médicaments sont absorbés par les veines d'où ils se répandent dans tout le torrent circulatoire, pour exercer sur les organes ou les tissus leur action de présence.

Les *Alcaloïdes* dont on se sert généralement dans ces cas, ont une action excito-motrice, qui empêche la paralysie des vaisseaux et augmente le ton des tissus ou leur résistance à l'agent morbide. Quelquefois, cet agent est frappé de mort, comme dans les maladies parasitaires ou zymotiques. Aussi les *Alcaloïdes* sont-ils anti-miasmatiques par excellence.

La *Méthode Dosimétrique* diffère essentiellement de la *méthode allopathique,* qui fatigue et affaiblit l'organisme par les déplétions sanguines, la diète et les hypersécrétions.

Elle diffère également de l'*Homœopathie* qui, par les dilutions infinitésimales, finit par enlever au médicament toute matérialité, ayant la prétention de ne développer que des forces, c'est-à-dire, qu'elle fait de la *métaphysique médicale.*

La *méthode dosimétrique,* dans son essence, repose sur la *jugulation* des maladies à leur début.

2° *Aux maladies chroniques, un traitement chronique;* — c'est-à-dire que le traitement doit marcher avec d'autant plus de lenteur, que la maladie dure depuis plus longtemps. C'est dans les maladies chroniques surtout qu'il faut traiter la cause qui a déteint sur l'économie, et produit ce qu'on nomme les *diathèses.* On s'aperçoit qu'on est dans la voie quand le mal s'amende.

Les maladies chroniques sont *générales* ou

locales : les premières gisent surtout dans les fluides, les secondes dans les solides.

Les maladies chroniques sont primitives ou le résultat des maladies aiguës qui ont été combattues imparfaitement, telles que la pneunomie chronique, etc.

MOYENS

de la Méthode Dosimétrique.

La *Méthode Dosimétrique* emprunte ses moyens aux règnes animal, végétal et minéral. Elle se sert des principes simples, rarement des substances composées, parce que ces substances ne font qu'embrouiller le traitement. Les médicaments dosimétriques les plus usités sont :

1° STRYCHNINE et ses sels (*sulfate, arséniate, hypophosphite*), contre la prostration vitale : au début des fièvres typhoïdes, dans les insuffisances nerveuses ou paralysies. Dans la forme aiguë, un granule toutes les demi-heures ; dans la forme chronique, de quatre à six granules par jour. Comme il s'agit de relever les forces vitales, la strychnine doit être le cheval de bataille du médecin.

2° ACONITINE, VÉRATRINE, pour faire tomber la fièvre : un granule tous les quarts d'heure, jusqu'à ce que le pouls et la chaleur soient ramenés à la moyenne physiologique. Dans toutes les pyrexies et les inflammations.

3° DIGITALINE et ses succédanés : *Colchicine, Asparagine, Scillitine*. Dans les congestions, les épanchements ; favorisent l'absorption et les sécrétions, en diminuant la pression intérieure des vaisseaux. On les administre dans tous les cas où les urines sont rares et chargées, afin d'empêcher l'urémie. Dans la forme aiguë, un granule tous les quarts d'heure ou demi-heures. Dans la forme chronique, quatre à huit granules par jour. On est quelquefois obligé de les associer à la strychnine et à d'autres agents, tels que les arséniates de fer, d'antimoine et de soude.

4° MORPHINE (*chlorhydrate, iodhydrate, brom-hydrate*), CODÉINE, NARCÉINE, contre l'élément *douleur* ; elles calment le système nerveux, mais excitent le système vasculaire (comme l'opium). On peut les administrer à doses fractionnées , même dans les affections aiguës (telles que la méningite des enfants), quand l'excitation vasculaire est tombée.

5° ATROPINE, HYOSCIAMINE, DATURINE, contre l'élément *spasme* : dans l'asthme, l'iléus, les névralgies spasmodiques, conjointement avec la CICUTINE quand les douleurs sont lanci- nantes ; dilatent les vaisseaux et rendent la circulation libre.

6° QUININE et ses sels (*hydro-ferro-cyanate, bromhydrate, arséniate*) ; dans les affections torpides ou d'accès, en réveillant la tonicité des tissus. Ce sont les anti-miasmatiques par excellence ; agissent aussi comme vermi- fuges.

7° CAFÉINE et ses sels (*citrate, arséniate*), ont une action analogue à celle de la Quinine, mais plus faible ; conviennent principalement dans la migraine et les douleurs périodiques ; chez les enfants, agissent comme vermifuges.

8° EMÉTINE. Evacuant et contro-stimulant, surtout chez les enfants ; n'a pas la violence du tartre stibié. La BRYONINE a une action analogue, mais est moins usitée.

9° ÉLATÉRINE, JALAPINE, COLOCYNTHINE. Tonifient le gros intestin et provoquent une exsudation intestinale, qui soulage les reins, lorsqu'ils sont malades.

10° QUASSINE. Tonique de l'estomac ; analogue de la strychnine, sans en avoir la violence. Convient dans les *apepsies* et les *dyspepsies ;* trois granules au repas. Fait couler la bile en plus grande abondance. Relève le foie de sa torpeur.

11° PIPÉRINE, CUBÉBINE ; remplacent avec avantage le baume de copahu et le poivre cubèbe. Conviennent dans les urétrites et cystites, au début et à la fin. *Six à huit granules par jour*. On peut les combiner avec la *Digitaline* quand les urines sont brûlantes.

12° ACIDE TANNIQUE ; à cause de son astringence, convient dans les relâchements et les flux leucorrhéiques. Il ne faut pas y insister trop longtemps, parce qu'il coagule la gélatine et peut ainsi obstruer les pores des tissus.

13° CAMPHRE MONOBROMÉ ; s'emploie dans les hyperesthésies sexuelles, soit directes, soit réflexes. Convient dans les irritations de la moëlle épinière.

14° ERGOTINE ; agit sur le système utérin dont elle réveille l'action expulsive. Convient dans l'aménorrhée : n'a pas les effets nuisibles du seigle ergoté en substance. Convient également dans les métrorrhagies, les hémoptysies, etc.

15° CROTON CHLORAL; calmant, anesthésique, l'analogue de l'*iodoforme* dans les toux rebelles, conjointement avec la codéine, la narcéine, l'aconitine, quand la réaction est très forte.

16° SANTONINE, KOUSSEÏNE; vermifuges. Six à huit granules par jour, selon l'âge. Très commodes à administrer aux enfants.

17° VALÉRIANATES : ont une action antispasmodique très marquée dans les affections chloro-anémiques, chorée, convulsions épileptiformes, etc.

18° PEPSINE, DIASTASE : dans les dyspepsies flatulentes. On les combine avec la quassine.

19° BENZOATES (*d'ammoniaque, de soude, de lithine*). Neutralisent les urines acides, conviennent dans les affections urémiques. Le *Carbonate de lithine* est dans le même cas.

20° SALICYLATES (*d'ammoniaque, de soude, de lithine, de fer, de quinine*). Conviennent principalement dans les affections arthritiques et goutteuses. S'abstenir des doses élevées, de peur de répercuter les affections vers la tête, le cœur et les poumons.

21° ARSÉNIATES (*de strychnine, de caféine, de quinine, d'antimoine, de fer, de manganèse, de soude, de potasse*). Conviennent surtout dans les affections asphyxiques, telles que l'asthme. Ils activent la nutrition et l'hématose.

22° PHOSPHATES, PHOSPHITES, HYPOPHOSPHITES (*de fer, de strychnine, de soude, de chaux*). Activent la nutrition, principalement du système osseux. Conviennent dans le rachitisme et l'ostéomalacie.

23° IODURES (*de mercure, d'arsenic, de fer, de soufre*). Conviennent surtout dans les affections strumeuses, goître, etc. Dans les affections vénériennes, soit primitives, soit constitutionnelles ; dissipent les gommes.

24° PHOSPHURES (*de zinc, etc.*). Dans les affections choréiformes et les mobilités nerveuses en général.

25° SULFURE DE CALCIUM. L'anti-dyphtéritique par excellence. Convient surtout dans les affections croupales. Un granule toutes les demi-heures. Il faut pousser la médication jusqu'à ce que le corps exhale une odeur d'hydrogène sulfuré.

26° Sel déshydraté rafraichissant de Ch. Chanteaud. Ce sel neutre est le rafraîchissant naturel du sang. Il remplace tous les dépuratifs connus jusqu'à ce jour. Non seulement il ne fatigue pas le corps, comme le font les drastiques, mais il maintient l'équilibre fonctionnel troublé à chaque instant par la fatigue ou les excès. Ce sel forme la base du traitement dosimétrique, comme facilitant l'absorption des médicaments.

Médicaments dosimétriques.

Acide arsénieux. — Blanc, opaque ou translucide et opalin, cristallise en octaèdres réguliers au feu, en répandant une odeur d'ail. C'est un puissant modificateur du sang ; convient dans les engorgements anciens des lymphatiques, du foie et de la rate ; il diminue les mouvements respiratoires. On l'a employé contre l'emphysème pulmonaire, et dans les affections de la peau qui dépendent d'une dyscrasie. L'Acide arsénieux est granulé au milligramme.

Acide benzoïque. — Existe dans tous les baumes, on l'extrait du Benjoin ; il cristallise en aiguilles soyeuses, d'une saveur acerbe et un peu âcre ; son peu de solubilité fait qu'on préfère l'administrer à l'état de benzoate. Il est granulé au milligramme.

Acide phosphorique. — Se conserve difficilement, médicament infidèle.

Acide salicylique. — Extrait des fleurs de la reine des prés ; volatil, cristallisable, soluble dans l'eau bouillante, l'alcool et l'éther ; utile dans toutes les affections infectieuses, adynamiques, putrides. Granulé au centigramme.

Acide tannique. — L'Acide tannique ou tannin se combine avec les bases pour former un des matériaux immédiats du règne végétal ; on l'extrait de la noix de galle, de l'écorce de chêne, du quinquina, du cachou, mais surtout de la noix de galle. Employé contre les diarrhées, les dyssenteries, les hémorrhagies passives. Il est granulé au centigramme,

Aconitine. — Alcaloïde découvert par Brandes dans l'aconit napel (*aconitum napellus*). Elle est blanche, pulvérulente, âcre, amère, non volatile. Défervescent ou antithermique puissant, a une action sédative très prononcée sur le système nerveux vasomoteur ; on l'administre dans toutes les pyrexies, pour faire tomber la chaleur morbide et ramener le pouls à l'état normal. Elle est granulée au demi-milligramme.

Apomorphine. — Dérivé de la morphine, jouit de propriétés vomitives ; elle est granulée au milligramme.

Arséniates. — Modificateurs et reconstituants du sang ; on les prescrit contre les lésions organiques, les diathèses ; ils activent la nutrition et l'hématose.

L'*Arséniate d'antimoine,* contre l'hépatisation, les rhumatismes.

L'*Arséniate de Caféine.* (*voir Caféine*).

L'*Arséniate de fer,* dans toutes les maladies par altération du sang, excepté la pléthore ou polyémie, et pendant les convalescences.

L'*Arséniate de potasse,* contre les dyscrasies, les lésions organiques du poumon, du foie, etc.

L'*Arséniate de quinine* : contre les fièvres intermittentes, infectieuses, typhoïdes. Dosé au milligramme.

L'*Arséniate de soude* : comme l'arséniate de potasse. Il est granulé au milligramme.

Arséniate de strychnine. (Voir *Strychnine*).

Asparagine. — Principe immédiat cristallisable, découvert dans le suc de l'asperge par Vauquelin et Robinet. Diurétique peu usité.

Atropine. — Alcaloïde découvert par Brandes, dans la belladone (*atropa belladona*), cristallisable en aiguilles d'un blanc brillant. Antispasmodique puissant, produit la mydriase, à dose un peu élevée ; a une action sédative sur le système musculaire ; combat l'élément spasme dans toutes les affections, coliques, tétanos, toux spasmodique, etc. Uni à un sel de strychnine, il dilate les sphincters ; réussit, dans ce cas, dans les dysphagies, dysuries, stranguries ; facilite la réduction des hernies, etc. Est surtout très utile contre les sueurs nocturnes des phthisiques, qui disparaissent assez promptement. Elle est dosée au demi-milligramme.

Benzoates d'ammoniaque, de lithine, de soude.

— Neutralisent les urines acides, conviennent dans les affections urémiques et dans les calculs. Ils sont granulés au centigramme.

Bromhydrates de cicutine, morphine, quinine. — Sédatifs du système nerveux ; on les emploie contre les hyperesthésies.

Brucine. — Alcaloïde découvert par Caventou dans l'*angusture fausse* (*pseudo-angustura*). Existe dans la noix vomique et la fève de saint Ignace. Blanche, pulvérulente, cristallisable. C'est un excitant du système musculaire et des nerfs vaso-moteurs. Moins énergique que la strychnine ; la remplace chez les enfants ; on l'emploie au début et à la fin des pyrexies, dans les paralysies, et pour tonifier les cordes vocales. Elle est granulée au demi-milligramme.

Bryonine. — Substance extraite de la racine de bryone (*bryonia alba*), peu usitée ; excitant du gros intestin, dans l'entérite chronique.

Caféine. — Alcaloïde découvert dans le café par Pelletier et Robiquet ; blanche, cristallise en aiguilles soyeuses ; volatile, soluble dans l'eau et l'alcool ; la Caféine et ses sels sont des stimulants du cerveau. On l'emploie contre le coma, la migraine, la somnolence, la dénutrition trop rapide. Elle est granulée au milligramme.

Calomel ou proto-chlorure de mercure.— Substance dont il faut user avec beaucoup de ménagements. Dans les phlegmasies des séreuses et dans les dyscrasies. Il est granulé au milligramme.

Camphre mono-bromé. — S'emploie contre l'éréthisme sexuel (nymphomanie, onanisme, satyriasis). Il est dosé au centigramme.

Carbonate de lithine. — Sel ayant pour base un oxyde découvert par Arfwedson, dans quelques minerais de Suède. Succédané des benzoates.

Chlorhydrate de morphine.—(Voir *Morphine et ses sels.*) Granulé au milligramme.

Citrate de caféine. — (Voir *Caféine*).

Cicutine. — Encore appelée *Conicine, Conéïne :* alcaloïde qui existe particulièrement dans la *grande ciguë (conium maculatum)*.

Calmant de la sensibilité et de la contractilité ; a une action particulière contre les hyperesthésies cutanées, le prurit, les douleurs lancinantes. Elle est dosée au demi-milligramme par granule.

Codéine. — Alcaloïde découvert dans l'opium, par Robiquet; cristallisé en prismes blancs, amers, solubles dans l'alcool, l'éther et l'eau acidulée avec l'acide acétique. Calmant du système nerveux; on le donne contre les toux rauques, difficiles, quinteuses. Elle est granulée au milligramme.

Colchicine. — Alcaloïde découvert dans les semences de colchique (*colchicum autumnale*), par Geiger et Hene; cristallise en aiguilles fines, incolores, de saveur amère. Diurétique puissant. On l'emploie dans les épanchements des séreuses, contre le rhumatisme articulaire aigu, la goutte et les affections arthritiques. Elle est granulée au demi-milligramme.

Cubébine. — Principe trouvé dans le poivre cubèbe (*piper cubeba*), par Soubeyran et Capitaine. Employée contre la blennorrhagie, l'urétrite, etc.

Cyanure de zinc. — Contre la chorée, l'épilepsie. Il est granulé au milligramme.

Daturine. — Alcaloïde découvert par Brandes

dans les semences du *datura stramonium*. Antispasmodique, succédané de l'atropine et de l'hyosciamine, peu usité. Granulé au demi-milligramme.

Digitaline. — Alcaloïde de la *digitale pourprée* (*digitalis purpurea*), isolé et obtenu pur par Homolle et Quévenne. Solide, blanc ou blanc jaunâtre, très amer. Défervescent énergique par son action sédative sur le cœur et la circulation. Diurétique, par diminution de la pression intra-vasculaire. Convient dans toutes les pyrexies. Elle est granulée au milligramme.

Elatérine. — Extraite du concombre sauvage (*momordica elaterium*), blanche, très amère. Active les fonctions de l'intestin, et, en même temps, est hydragogue. Elle est granulée au milligramme.

Emétine. — Alcaloïde découvert dans l'ipécacuanha (*cephælis ipécacuanha*), par Pelletier. Poudre blanchâtre, inodore, de saveur amère. Possède les propriétés contro-stimulantes de l'ipécacuanha. Elle est granulée au milligramme et très utile dans la médecine des enfants.

Ergotine. — Extrait amorphe du seigle ergoté (*secale cornutum*). Réveille l'action expulsive du système utérin. Convient dans la diarrhée opiniâtre, la dyssenterie, le *purpura hémorrhagica*, l'hématurie. Elle est granulée au centigramme.

Hydro-ferro-cyanate de quinine. (Voir *Quinine et ses sels*.)

Hyosciamine. — Alcaloïde découvert par Brandes dans les semences de jusquiame noire (*hyosciamus niger*) : cristallisable ; saveur âcre. Anti-spasmodique par excellence, contre les coliques, les douleurs cérébrales ; unie à la strychnine, contre les spasmes des sphincters ; facilite la réduction des hernies, etc. Elle est granulée au demi-milligramme.

Hypophosphites de chaux, de soude. — Dans les maladies de misère et de diminution d'éléments calcaires dans les os (rachitisme, ostéomalacie). Ils sont granulés au centigramme.

Iodhydrate de morphine. — (Voir *Morphine et ses sels*).

Iodoforme. — Composé découvert par Sérullas, qui contient le plus d'iode sous un volume déterminé. Modificateur et calmant ; on le donne dans toutes les irritations récentes ou anciennes des premières voies (angine, bronchite, coryza). Granulé au milligramme.

Iodures d'arsenic, de mercure, de fer, de soufre, etc. — Employés dans les dyscrasies ulcéreuses, goîtreuses, etc., contre les engorgements des ganglions lymphatiques.

Jalapine. — Résine principale du jalap (*convolvulus jalapa*). Excitant du gros intestin. Convient dans la paresse de cet organe, dans l'entérite chronique. Elle est granulée au milligramme.

Kermès minéral. — Oxy-sulfure d'antimoine rouge. Expectorant, granulé au centigramme.

Kousséine. — Principe actif du cousso ou kousso (*brayera anthelmintica*). Vermifuge. Granulée au milligramme.

Morphine et ses sels. — Un des alcaloïdes de l'opium. Tous les sels de morphine ont une saveur amère. Calme la douleur ; contre les coliques, les toux douloureuses, la méningite, l'encéphalite. Granulés au milligramme.

Narcéine. — Principe immédiat de l'opium découvert par Pelletier ; cristallise en aiguilles blanches, de saveur styptique. Calme le système nerveux ; contre les toux difficiles, rauques, douloureuses. Granulée au milligramme.

Phosphure de zinc. — Dans les affections choréiformes et épileptiformes. Utile dans l'impuissance. Granulé au milligramme.

Picrotoxine. — Principe immédiat découvert par Boullay, dans la *coque du Levant* (*menispermum cocculus*) : cristallise en prismes quadrangulaires, blancs, excessivement amers. Vermifuge. Contre les accès épileptiformes occasionnés par des helminthes. Granulée au demi-milligramme.

Pipérine. — Matière cristalline découverte par OErsted, dans le poivre noir (*piper nigrum*). Mêmes propriétés que la cubébine. Granulée au milligramme.

Podophyllin. — Résine extraite de la podophylle (*podophyllum peltatum*). Déconstipant par excellence. De un à trois granules. Dosé au centigramme.

Quassine. — Principe non azoté, extrait du *quassia amara* et du *quassia simarouba*. Stimulant de l'estomac ; excite l'appétit ; on l'emploie avec avantage dans les dyspepsies ; à la fin des maladies aiguës ; pendant les maladies chroniques ; jouit, comme amer, de propriétés vermifuges. Elle est granulée au milligramme.

Quinine et ses sels. — (*Hydro-ferro-cyanate, arséniate, bromhydrate, sulfate*).

La Quinine est un alcaloïde découvert par Pelletier et Caventou, dans l'écorce du quinquina jaune ; trouvé depuis dans les diverses variétés de quinquinas. Les sels de quinine réveillent la tonicité des tissus : contre la torpeur, les accès ; les maladies infectieuses et miasmatiques ; ils sont aussi vermifuges. Granulés au milligramme, excepté le bromhydrate et le sulfate qui sont au centigramme.

Salicylates (*d'ammoniaque, de fer, de quinine, de lithine, de soude*). — Conviennent dans le rhumatisme articulaire aigu et comme anti-putrides et anti-septiques. Ils sont granulés au centigramme.

Santonine. — Principe actif du semen-contrà (*artemisia contrà*) reconnu par Kahler, Alms et Merck. C'est un glucoside qui cristallise en prismes hexagonaux aplatis, allongés, brillants, ou en houppes entrelacées, incolores qui jaunissent à l'air, à la lumière solaire ou diffuse. Anthelminthique excellent. Granulée au centigramme.

Scillitine. — Principe amer trouvé dans le bulbe de la scille maritime (*scilla maritima*.) Diurétique, favorise l'absorption et les sécrétions, en diminuant la pression intérieure des vaisseaux : on l'emploie contre tous les épanchements des séreuses. Granulée au milligramme.

Sel de Grégory. — Combinaison de codéine et de morphine. Calmant : contre la douleur, les toux pénibles. Très utile dans la médecine des enfants. Granulé au milligramme.

Strychnine et ses sels (arséniate, hypophosphite, sulfate). — Alcaloïde découvert par Pelletier et Caventou, dans la noix vomique, la fève de saint Ignace ; se rencontre dans tous les végétaux de la famille des strychnées ; pure, la strychnine est blanche, cristallisée en prismes à quatre pans, terminés par des pyramides à quatre faces. Son amertume est excessive. Les sels de strychnine sont le *cheval de bataille* du médecin ; incitants vitaux, par excellence, ils sont employés dans toutes les pyrexies ; ils réveillent et soutiennent l'organisme ; ils sont d'un secours précieux dans toutes les paralysies. Granulés au demi-milligramme.

Sulfure de calcium. — Phytocide ; convient dans toutes les maladies cryptogamiques (croup, muguet, etc.) Contre les toux rebelles (coryza, angine, bronchites chroniques). Granulé au centigramme,

Valérianates (de fer, de quinine, de zinc, etc.) — Stimulants actifs du système nerveux ; contre la chorée, les convulsions épileptiformes, et en général, employés dans les maladies nerveuses. Ils sont granulés au centigramme.

Vératrine. — Alcaloïde découvert par Pelletier et Caventou, dans la cévadille (*veratrum sabadilla*) et dans l'ellébore blanc (*veratrum album*); blanche, extrêmement âcre ; action très forte sur les muqueuses nasales et gutturales. Soluble dans l'alcool et l'éther, insoluble dans l'eau. Défervescent et vomitif ; a une action directe sur l'état fébrile ; modère le pouls, fait tomber la chaleur morbide ; on l'emploie contre la fièvre au début de toutes les maladies aiguës ; on l'a essayée contre le rhumatisme ; elle est granulée au demi-milligramme.

L'Arsenal Dosimétrique recueille tous les alcaloïdes et principes nouveaux à mesure que l'expérimentation clinique leur donne rang dans la thérapeutique.

Association

des Médicaments Dosimétriques.

Les associations de médicaments sont communes en médecine dosimétrique. Il ne pouvait pas en être autrement, puisque c'est une thérapeutique de symptomatologie raisonnée, qui ne perd jamais de vue la cause des maladies, et, que, par conséquent, il y a, dans tout traitement, la *dominante* et la *variante*.

Mais, ces associations peuvent parfois paraître choquantes au premier examen. Il n'en est rien pourtant. Prenons quelques exemples : la *strychnine* est un incitant ; l'*hyosciamine,* un anti-spasmodique ; ces deux substances, réunies et agissant en sens contraire (*strictum et laxum*), vont lever un obstacle mécanique, dilater les sphincters ; la première, en resserrant les fibres musculaires longitudinales, la seconde, en relachant les fibres circulaires.

Il est prouvé que les sels de quinine ne donnent de très bons résultats dans les fièvres paludéennes, qu'associés à un sel de strychnine. Dans la fièvre, il y a paralysie des nerfs vaso-moteurs, amenant l'engorgement ét la compression des vaisseaux. Les alcaloïdes défervescents (*aconitine, digitaline, vératrine*), diminuent la compression intérieure des vaisseaux ; ils constituent pour ainsi dire, la *variante* du traitement de la fièvre, tandis que la *strychnine,* combattant la paralysie des nerfs vaso-moteurs, détruit la cause et forme la *dominante.*

Nous pourrions multiplier ces exemples ; mais, ils suffisent, croyons-nous, pour démontrer que ces associations *magistrales* sont rationnelles et physiologiques.

DES PRINCIPALES MALADIES

ET DE

LEUR TRAITEMENT DOSIMÉTRIQUE

A.

Avortement.

Symptômes prédominants : Douleurs utérines avec contractions et perte de sang par
le vagin.

Traitement : Avant l'expulsion du produit
de la conception : un granule d'hyosciamine
toutes les demi-heures et un granule de chlorhydrate de morphine toutes les heures.

Après l'expulsion, on suspend ces médicaments et, en présence d'hémorrhagie abondante, on prescrit : un granule *d'ergotine*,

tous les quarts d'heure ou toutes les demi-heures suivant l'urgence, jusqu'à ce que le cours régulier du sang soit établi, sans jamais le suspendre. Voyez *Métrorrhagie*.

Albuminurie.

Symptômes : Albumine dans les urines, douleurs névralgiques, œdème, fièvre, inappétence, abattement des forces, amaigrissement progressif du malade.

Traitement : Arséniate de strychnine et arséniate de fer, un granule de chaque, trois fois par jour (les deux ensemble à chaque dose), et quassine, trois granules avant le déjeûner et le dîner.

S'il y a fièvre quotidienne, on ajoute : *arséniate* et *hydro-ferro-cyanate de quinine*, un granule de chaque, toutes les deux heures, jusqu'à ce que la fièvre ait cessé.

Si le sujet est d'un tempérament lymphatique, on ajoutera : l'iodure de fer à la dose de cinq granules par jour, un granule toutes les deux heures, dans la forme chronique.

S'il est anémique et nerveux, il est préférable d'employer les granules de valérianate de fer, cinq par jour, soit un granule toutes les deux heures ; l'emploi des granules de strychnine et d'arséniate de fer sera aussi fort à propos.

Amaurose.

Symptômes : Cécité, sans lésion apparente des yeux.

Traitement : Sulfate, arséniate ou hypophosphite de strychnine : un granule de deux en deux heures dans la période aiguë.

Si la maladie est chronique et ancienne, quatre granules par jour.

Aménorrhée.

Symptômes : Absence de règles. L'Aménorrhée est presque toujours un symptôme d'anémie ou de chlorose chez les femmes. Aussi convient-il de combattre quelques-unes de ces affections par les moyens appropriés. Elle est aussi quelquefois un symptôme de l'invasion des tubercules pulmonaires. Aussi, il est nécessaire d'avoir un jugement certain sur la cause de l'Aménorrhée, afin que les malades trouvent dans le recours à la science, le remède à une si grande anomalie, et que la phthisie soit attaquée aussitôt dans son principe.

Traitement : Valérianate de zinc, de quinine ou de fer : un granule de quatre en quatre heures ; quassine : deux granules avant le déjeûner et le dîner, demi-heure avant le repas ; et, arséniate de fer : quatre granules par jour, soit un granule de trois en trois heures.

Anémie.

Symptômes : Pâles couleurs, indolence, dégoût, bruit de souffle dans le cœur, respiration faible, troubles de la digestion, dépérissement, œdème, hydropisie.

Traitement : phosphate, lactate ou valérianate de fer : six granules par jour, un chaque deux heures ; avec arséniate de strychnine : un granule le matin, un dans le milieu de la journée et un le soir ; et quassine : deux granules avant le déjeûner et le dîner.

S'il y avait des accidents nerveux, il faudrait employer de préférence le valérianate de fer auquel on pourrait ajouter le valérianate de zinc ou le camphre brômé : trois granules par jour soit, un de quatre en quatre heures.

Anévrisme.

Symptômes : Développement anormal des vaisseaux, et pouls très fort. Quelquefois apparaissent en même temps d'autres symptômes tels que : extravagances, prises du ventre, dégoût et suffocation dans les anévrismes des troncs artériels.

Traitement : Digitaline : un granule de trois en trois heures ; il est bon, cependant d'observer les battements du cœur, et, dès qu'ils se ralentissent, de suspendre ce médicament.

On ajoute à la digitaline : arséniate de fer : trois granules par jour, un le matin, un à dîner et un le soir.

Iodure de potassium : de six à dix granules par jour, à une heure d'intervalle.

Angine gangréneuse.

Symptômes : Inflammation et gangrène du fond de la bouche et du voile du palais.

Traitement : Arséniate de fer : trois granules par jour ; arséniate de strychnine : quatre granules par jour ; et hydro-ferro-cyanate de quinine avec iodoforme : un granule de chaque toutes les deux heures.

Angine de poitrine.

Symptômes : Douleur dans la région de la poitrine et manque de respiration.

Traitement : citrate de caféine, bromhydrate de morphine : un granule de chaque, ensemble, toutes les heures, toutes les demi-heures et même tous les quarts d'heure.

En général, c'est un symptôme d'une lésion organique du cœur. Il faut faire attention à l'état de cet organe.

On peut donner aussi l'hyosciamine à la dose d'un granule toutes les heures ou toutes les demi-heures avec autant de cicutine, suivant l'urgence. Le médecin doit toujours surveiller le malade. Voyez *Pleurodynie*.

Angine tonsillaire ou Amygdalite.

Symptômes : Inflammation des amygdales ; il y a toux, difficulté de respirer, salivation et douleur dans la gorge.

Traitement : Émétine : un granule toutes les demi-heures jusqu'à vomissement ou évacuation.

Si elle est due à une cause miasmatique : sulfate de strychnine et arséniate de quinine : un granule de chaque toutes les trois heures après l'effet vomitif. Faire mâcher toutes les heures, un granule d'aconitine.

Anorexie.

Symptômes : Dégoût, manque d'appétit.

Traitement : Sulfate de strychnine : trois granules par jour, un le matin, un à midi et un le soir.

Quassine : six granules par jour, trois, demi-heure avant le déjeûner et trois, demi-heure avant le dîner.

Apoplexie cérébrale.

Symptômes : Perte complète des sens. Paralysie.

Nota : en attendant que la déglutition soit rétablie, appliquer de la glace sur la tête, des sinapismes aux mollets et aux cuisses, donner des lavements purgatifs avec une cuillerée de sel de cuisine et d'huile d'amandes douces ou d'olives, etc.

Traitement : Sedlitz granulé de Chanteaud, 30 grammes dans un grand verre d'eau, pris en une fois.

Citrate de caféine : deux granules toutes les demi-heures jusqu'à ce que la douleur de tête ait cessé.

Si l'Apoplexie est due à des hémorrhoïdes, il faut appliquer quelques sangsues à l'anus, pour décongestionner les voies hémorrhoïdaires.

On peut aussi employer le traitement ci-après :

Podophyllin : un granule de deux en deux heures jusqu'à effet purgatif.

Si l'Apoplexie augmente :

Arséniate de strychnine : un granule toutes les heures pour combattre la paralysie, en éloignant convenablement les doses, à mesure que le malade se sent mieux.

Apoplexie pulmonaire.

Symptômes : Borborygmes dans la poitrine, face injectée, yeux brillants, pouls plein, vibrant, toux convulsive, fatigante, respiration lourde, expectoration écumeuse, sanguinolente, c'est l'Apoplexie subite. Elle survient après de grands efforts, à la suite de boissons alcooliques, et presque toujours avec un tempérament sanguin, quand elle n'est pas la suite d'une fièvre grave.

Traitement : Saignée au bras.

Sulfate de strychnine, aconitine et vératrine : un granule de chaque, d'heure en heure, suivant l'urgence.

Donner au malade des boissons glacées et le sedlitz granulé à la dose de vingt grammes dans un verre d'eau.

Lorsque dans l'expectoration, se trouvent des caillots de sang et que la respiration est difficile, qu'il y a menace d'asphyxie, avec pâleur de la face, extrémités froides et sueurs abondantes, l'Apoplexie est passive, et provient de quelque obstacle à la circulation du sang ou de la rupture de quelque vaisseau.

Alors, on administre :

Arséniate de strychnine, acide tannique, ergotine, hydro - ferro - cyanate de quinine : un granule de chaque, toutes les heures ou toutes les demi-heures, suivant l'urgence ; au besoin, tous les quarts d'heures.

Boissons acidulées, et sinapismes volants.

Asthme.

Symptômes : Respiration difficile, râle sibilant, toux pénible, expectoration plus ou moins abondante, grande anxiété dans les accès, pendant lesquels tous ces symptômes augmentent.

Traitement : Arséniate de fer, de strychnine : un granule de chaque, pris ensemble, trois fois par jour.

Le soir, avant de se coucher, faire usage de la poudre fumigatoire anti-asthmatique ou poudre du Tigré, du Dr Cléry, de Marseille.

Cette poudre a toujours donné des résultats satisfaisants, employée tous les soirs, et les accès ont toujours cédé à cette bonne préparation.

Indépendamment de ces fumigations, il faut administrer au malade :

Hydro-ferro-cyanate de quinine et hyosciamine : un granule de chaque toutes les demi-heures ou toutes les heures ; puis toutes les deux heures suivant l'intensité.

B.

Blennorrhagie.

Voyez GONORRHÉE.

Bourdonnement d'Oreilles.

Le Bourdonnement d'oreilles est une sensation désagréable et qui trouble l'ouïe. Il est dû quelquefois au cérumen endurci et accumulé dans le conduit auditif. D'autres fois, il provient d'une irritation du nerf acoustique, d'une congestion cérébrale et d'un état hémorrhoïdal.

Quand il est dû au cérumen, appliquer quelques gouttes d'huile d'amandes douces et l'enlever.

S'il provient d'une irritation du nerf auditif, on emploiera l'huile douce d'amandes camphrée sur un peu de coton, introduit dans l'oreille. Enfin, s'il résulte d'une congestion cérébrale ou d'hémorroïdes, on suivra le traitement employé dans ces maladies.

Bronchite aiguë.

Symptômes : Toux, expectoration difficile, quelquefois fièvre intense , douleur sternale, maux de tête, peau sèche, etc.

Traitement : Emétine : un granule toutes les vingt minutes jusqu'à vomissement ou évacuation.

Ensuite on donne : kermès minéral, un granule de trois en trois heures.

Si le malade ne transpire pas et s'il a beaucoup de fièvre, on administre : aconitine: un granule de deux en deux heures (jusqu'à dix granules).

Si la toux est très fatigante, on ajoute au kermès, la codéine, à la dose d'un granule de chaque, toutes les trois heures.

Bronchite chronique.

Mêmes symptômes, sans fièvre.

Traitement : Kermès minéral : un granule matin et soir.

Codéine : un granule toutes les trois heures.

Iodoforme et arséniate de strychnine : quatre granules de chaque par jour, soit un de chaque sorte de trois en trois heures.

Brûlures.

Lésion produite sur les parties vivantes par l'action concentrée du calorique. On la divise en six périodes suivant les ravages plus ou moins grands. Cependant cela ne veut pas dire qu'une brûlure du premier degré ne puisse être grave, quand elle est étendue, parce qu'elle compromet une grande partie des fonctions de la peau ; de là, complications sérieuses et accidents réflexes qui compromettent la vie.

Traitement : Contre la fièvre intense :

Aconitine : un granule toutes les heures jusqu'à abaissement de la température ; et, sedlitz déshydraté : dix grammes dans un verre d'eau à prendre par cuillerées.

Contre le délire et les douleurs : atropine : un granule d'heure en heure.

Contre les convulsions : hyosciamine et cicutine : un granule de chaque toutes les heures ou toutes les demi-heures, suivant le cas. Si les parties brûlées menacent de se gangrener, ou si la brûlure a déjà déterminé la grangrène :

Sulfate de strychnine et arséniate de fer : un granule de chaque toutes les deux heures.

Si la fièvre est lente, on donnera, sans cesser, un granule d'hydro-ferro-cyanate de quinine toutes les heures.

Baigner la partie brûlée dans l'eau froide ou glacée.

Frictions huileuses, glycérine, liquides astringents, collodion, compression légère, coton cardé.

4.

C.

Calculs biliaires.

Symptômes : Douleur et pesanteur dans la région du foie. Ces douleurs sont très aiguës, lorsque les calculs passent le canal cholédoque. Ceux-ci sont formés de petites concrétions d'une certaine dureté. Quand ils sont comme du sable fin, on les nomme gravelle, et, lorsqu'ils sont plus gros, pierres.

Traitement : Sedlitz granulé : trente grammes dans un grand verre d'eau, pris en une seule fois, il ne produit pas de douleurs vives.

Ensuite, on donne : hyosciamine et chlorhydrate de morphine : un granule de chaque toute les demi-heures ou toutes les heures, suivant l'urgence.

Les jours suivants, le malade prendra tous les matins, à jeun, une cuillerée à café de sedlitz granulé, dans un verre d'eau fraîche.

Calculs de la Vessie.

Symptômes : Les mêmes phénomènes de douleur et d'irritation dans la région des reins.

Carie.

SUPPURATION DES OS.

Le traitement doit être conforme à la diathèse. Voyez *Syphilis* et *Scrofule*.

Lorsqu'elle est due à une contusion sans aucune complication, le traitement est entièrement local.

Traitement : Le même que pour les calculs biliaires.

Chancre.

Il dépend toujours d'un vice général, et se localise, par une tumeur plus ou moins considérable, qui s'ulcère avec engorgement des ganglions voisins, douleurs lancinantes, etc. Il y a plusieurs espèces de Chancre.

Quand l'engorgement est considérable, on administre : arséniate de soude : quatre granules par jour ; et cicutine : deux granules matin et soir.

S'il y a anémie, on doit préférer l'arséniate de fer.

S'il est d'origine dartreuse, on ajoutera à la cicutine, l'iodure d'arsenic, à la dose de six granules par jour, soit deux granules toutes les quatre heures.

S'il a une origine syphilitique, le malade prendra avec la cicutine, le proto-iodure de mercure, au lieu de l'iodure d'arsenic, à la dose de quatre granules par jour. En même temps, comme il est urgent de relever les forces du malade, on prescrira : deux granules d'arséniate de strychnine, à prendre tous les soirs.

Charbon. Anthrax.

Symptômes : Inflammation spécifique de la peau, dépendant du virus qui envahit le tissu cellulaire sous-jacent, et se termine par la gangrène. Elle est suivie de fièvre plus ou moins intense.

Traitement : Arséniate de strychnine : un granule toutes les deux heures.

Hydro-ferro-cyanate de quinine : un granule toutes les heures.

Arséniate de fer : un granule de trois en trois heures.

S'il y avait douleur aiguë, on donnerait aussi : narcéine : un granule d'heure en heure ; et cicutine : un granule toutes les deux heures.

Chlorose.

Symptômes : Elle est caractérisée par les pâles couleurs, des palpitations du cœur, la fatigue au moindre exercice, des troubles dans la digestion, une grande impressionabilité nerveuse et quelques convulsions légères ; plus, un écoulement blanc par le vagin, chez les femmes.

Traitement : Arséniate de fer : quatre granules par jour.

Acide phosphorique et sulfate de strychnine : trois granules de chaque par jour, en trois doses, prises le matin, à midi et le soir; un granule de chaque toutes les fois.

S'il y a des convulsions, on donnera pour les combattre : cyanure de zinc : trois granules par jour, en trois fois.

Choléra asiatique.

Symptômes : Vomissements et diarrhée alvine (comme toujours au commencement d'une diarrhée qui n'a rien de spécial), crampes douloureuses dans les membres, soif, douleur gastrique, décomposition rapide des traits de la physionomie, affaiblissement de la voix, froid aux extrémités qui envahit tout le corps, en même temps que les crampes, la peau des mains se ride, et jusqu'à l'aphonie ou perte de la voix.

Traitement : Après chaque vomissement, sedlitz granulé de Chanteaud : une petite cuillerée dans un verre d'eau ordinaire.

Dans les intervalles des vomissements :

Sulfate de strychnine (un granule de chaque et hyosciamine } toutes les demi-heures.

Lorsque la réaction apparaît : un granule d'hydro-ferro-cyanate de quinine, toutes les heures. Si elle augmente et qu'elle arrive à une chaleur de 40 à 41° c., il faut donner : aconitine et vératrine, un granule toutes les heures, jusqu'à ce que la température baisse. On peut aller jusqu'à vingt granules et plus. Surveiller le malade.

Pour calmer la soif et la chaleur de l'estomac, on fait sucer au malade quelques morceaux de glace, et on applique sur la région de l'estomac, une vessie remplie de glace.

Dans la période algide : sinapismes, frictions sèches avec une brosse, application de bouteilles remplies d'eau chaude.

Arséniate de strychnine et hydro-ferro-cyanate de quinine : un granule de chaque toutes les demi-heures.

Coliques.

Symptômes : Douleur plus ou moins intense à la région gastrique ou hypogastrique.

Traitement : Trente grammes de sedlitz déshydraté dans un grand verre d'eau.

Si les coliques persistent après l'effet purgatif, on donnera morphine (chlorhydrate, iodhydrate ou bromhydrate) : un granule toutes les demi-heures.

Si les spasmes devenaient plus forts, il faudrait y joindre l'hyosciamine : un granule toutes les heures.

Coliques menstruelles.

Symptômes : Douleurs utérines avec spasmes de l'utérus dans quelques cas.

Traitement :

Valérianate de zinc et hyosciamine $\left\{\begin{array}{l}\text{un granule de chaque}\\ \text{toutes les demi-heures}\\ \text{ou toutes les heures}\\ \text{suivant l'intensité.}\end{array}\right.$

Congestion cérébrale.

Symptômes : Extravagances, vertiges, perte de la mémoire, troubles ou perte des sens et des facultés intellectuelles, vomissements, contractions musculaires, injection de la face et des yeux.

Traitement : Calomel : un granule toutes les demi-heures, jusqu'à effet purgatif.

Jalapine : un granule toutes les deux heures, jusqu'à évacuation.

Digitaline : un granule de deux en deux heures, si la congestion augmente.

Sangsues à l'anus, sinapismes volants, lavements purgatifs.

Constipation.

Elle est due à plusieurs causes.

Traitement : Sedlitz déshydraté : une cuillerée à café dans un grand verre d'eau, le matin à jeun, pendant quelques jours.

Si, par ce moyen, les selles ne sont pas régularisées, on donnera :

Podophyllin : trois granules par jour.

Combattre les causes.

Contusions.

Voyez : Fièvre Traumatique.

Convulsions.

Symptômes : Contraction des muscles d'une ou de toutes les parties du corps.

Traitement : Valérianate de zinc : un granule d'heure en heure ou de demi-heure en demi-heure ; hyosciamine : un granule toutes les deux heures ou toutes les heures, toujours suivant l'urgence.

Il faut commencer le traitement par 20 grammes de sedlitz dans un demi-verre d'eau.

Coqueluche.

Symptômes : Elle commence par un rhume ; toux spasmodique par quinte, ou accès ; menace d'asphyxie ; se complique quelquefois de bronchite et de pneumomie.

Traitement : Emétine, un granule toutes les demi-heures jusqu'à vomissement.

Ensuite : sulfure de calcium : 4 à 6 granules par jour pour enfant de 3 à 4 ans ; cette dose doit être modifiée en plus ou en moins selon l'âge du malade.

S'il y a fièvre, on la combattra par l'hydro-ferro-cyanate de quinine : un ou deux granules dans l'intervalle des accès de toux.

S'il se déclare une broncho-pneumonie, avec le pouls à 110, et la chaleur à 40° c., on emploiera le sedlitz déshydraté, à la dose de trois cuillerées dans un grand verre d'eau.

Vératrine : un granule toutes les heures, jusqu'à abaissement de la température ; sinaspismes aux jambes.

Crampes.

Symptômes : Fourmillement dans les muscles et contractions plus ou moins intenses.

Traitement : Chlorhydrate de morphine, un granule d'heure en heure. On peut aussi

employer en même temps un granule d'hyosciamine toutes les deux heures.

Croup.

Symptômes : Toux rauque et par quintes,
fièvre, spasmes asphyxiques, fausses membranes qui s'étendent quelquefois depuis le
fond de la gorge jusqu'à l'arbre bronchique.

Traitement : Emétique (si c'est un bébé,
émétine) : un granule de quart d'heure en
quart d'heure, jusqu'à effet vomitif.

Sedlitz : une grande cuillerée dans un verre
d'eau ; gargarismes acidulés et astringents ;
cautérisation des fausses membranes.

Sulfure de calcium : de 15 à 20 granules
par jour, et plus si besoin est ; on doit administrer ce médicament jusqu'à ce que le
malade exhale fortement l'hydrogène sulfuré.

La fièvre sera combattue par l'arséniate de
strychnine et l'hydro-ferro-cyanate de quinine :
un granule de chaque toutes les demi-heures.

Si, par suite de la difficulté de respirer et

d'avaler, les spasmes deviennent plus fréquents, on administre :

Hyosciamine ⎰ un granule de chaque
et aconitine ⎱ toutes les demi-heures.

Cystite.

Inflammation de la Vessie.

Symptômes : Difficulté et quelquefois impossibilité d'uriner. Douleur et mouvement fébrile.

Traitement : Sedlitz Chanteaud : une grande cuillerée dans un verre d'eau, le matin à jeun.

Scillitine ⎰ un granule de chaque
et acide benzoïque ⎱ toutes les demi-heures.

Hyosciamine : contre les douleurs spasmodiques : un granule toutes les demi-heures (joint aux précédents).

S'il y a accès de fièvre, on donnera : hydro-ferro-cyanate de quinine : un granule toutes les heures.

Si la fièvre persiste et devient plus intense,

il est bon d'administrer l'aconitine, à la dose d'un granule toutes les heures, ensemble avec l'hydro-ferro-cyanate de quinine.

S'il y avait paralysie de la vessie, il serait bon d'ajouter à l'hyosciamine, un granule de sulfate de strychnine, toutes les heures, parce que le spasme du col concorde quelquefois avec la paralysie du corps de la vessie.

Tous ces moyens doivent être employés avant de procéder au cathétérisme nécessaire dans l'oblitération de l'urèthre.

D.

Delirium tremens.

Symptômes : Tremblement des lèvres, délire, insomnie, quelquefois fièvre, tremblement des membres et hallucinations.

Traitement : Arséniate de strychnine : un granule toutes les deux heures.

Chlorhydrate de morphine et acide phosphorique } un granule de chaque toutes les heures.

Diabète.

Symptômes : Faim et soif excessives ; amaigrissement ; peau sèche ; sucre dans les urines ; abattement et œdème.

Traitement : Arséniate de fer et sulfate de strychnine : trois granules de chaque par jour, en trois doses.

S'il provient d'excès vénériens, on ajoute : cicutine et camphre bromé : un granule de chaque, matin et soir.

S'il y a fièvre érotique :

Arséniate et hydro-ferro-cyanate de quinine { un granule de chaque toutes les demi-heures, tant que dure l'accès.

Sulfate de strychnine : un granule toutes les heures.

Acide tannique : un granule toutes les demi-heures et même tous les quarts d'heure.

Avant, il convient de prendre le sedlitz Chanteaud : une grande cuillerée dans un verre d'eau, en deux fois, à trois heures d'intervalle.

Diarrhée.

FLUX INTESTINAL.

Traitement : Sulfate de strychnine : un granule toutes les heures ; et acide tannique : un granule toutes les demi-heures ou tous les quarts d'heure.

Il convient de prendre avant une grande cuillerée de sedlitz Chanteaud dans un verre d'eau, en deux fois, à trois heures d'intervalle.

Dilatation du cœur.

Symptômes : Pâleur ; pouls petit ; douleur et pesanteur dans la région précordiale ; palpitations ; respiration difficile ; faiblesse ; œdème ; cyanose et stagnation du sang dans les vaisseaux capillaires.

Traitement : Arséniate de strychnine : quatre à six granules par jour.

Digitaline : quatre à six granules en trois doses dans la journée.

Dyspepsie.

Symptômes : Troubles variés dans la digestion après les repas ; ordinairement augmentation de gaz dans le ventre, aigreur et chaleur dans l'estomac ; douleurs de tête, menaces de vertiges.

Traitement : Pepsine et quassine : quatre granules de chaque avant le déjeûner et le dîner.

On y ajoute : valérianate de zinc : trois granules par jour ; s'il y a constipation, sedlitz : deux cuillerées dans un verre d'eau, tous les matins.

Dyssenterie.

Symptômes : Besoin fréquent d'aller à la selle ; douleurs dans le ventre ; ténesme ; évacuation de matières muqueuses, muco-sanguinolentes et jusqu'au sang pur ; parfois des chauds et froids ; fièvre et céphalalgie.

5.

Traitement : Sedlitz déshydraté : quinze grammes dans cinq cents grammes d'eau, à prendre, une grande cuillerée toutes les heures.

Hyosciamine : un granule de deux en deux heures, d'heure en heure, au besoin. Narcéïne : un granule toutes les heures ou toutes les demi-heures.

Dysurie.

Symptômes : Emission difficile des urines ; elle peut provenir de plusieurs causes. Lorsqu'elle dépend d'une paralysie de la vessie : arséniate de strychnine : un granule toutes les heures.

Si elle provient de la cystite, voyez cette maladie.

Est-elle due à un rétrécissement de l'urèthre?

Hyosciamine : un granule toutes les heures ; cathétérisme ou dilatation mécanique.

Si elle est la suite d'une blennorrhagie : cubébine ou pipérine : de huit à douze granules par jour, en trois ou quatre doses.

S'il y a des calculs urinaires, voir cette affection.

E.

Eclampsie.

CONVULSIONS DES ACCOUCHÉES.

Traitement : Valérianate de zinc : un granule toutes les demi-heures ou tous les quarts d'heure, suivant l'urgence, avec hyosciamine : un granule tous les quarts d'heure.

Ecthyma aigu.

Symptômes : Maladie inflammatoire de la peau, qui présente des pustules phlyzacées, arrondies, dispersées, et qui, plus tard, se recouvrent de croûtes épaisses et grisâtres.

Quand ces croûtes tombent, il reste, pendant un certain temps, une tache d'un rouge vermeil.

Les jambes sont ordinairement le siège de cette maladie.

Traitement : Sedlitz Chanteaud : trente grammes dans cinq cents grammes d'eau, à prendre par cuillerée d'heure en heure.

Bains émollients.

Ecthyma chronique.

Traitement : Iodure de fer : six granules par jour, soit un chaque deux heures avec un granule d'iodure de soufre.

Eczéma aigu.

Symptômes : Vésicules irrégulières, aplaties, contenant un liquide séreux qui suinte et produit des excoriations, des squammes et quelquefois des croutes minces.

Traitement : Sedlitz déshydraté : trente grammes dans un demi-litre d'eau, à prendre une grande cuillerée toutes les demi-heures.

Bains et cataplasmes émollients, mucilagineux et gélatineux, Collodion.

Eczéma chronique.

Traitement : Iodure d'arsenic : six granules par jour en trois doses, deux chaque fois.

Iodure de soufre : quatre granules par jour, un granule toutes les trois heures.

S'il est syphilitique : bi-iodure de mercure : six granules par jour, en trois doses, deux chaque fois.

Iodure de soufre : quatre granules par jour, en deux doses.

Embarras gastrique.

Symptômes : Langue saburrale ; dégoût ; douleurs de tête ; insomnie ; quelquefois léger mouvement fébrile ; lassitude générale et compression du ventre ; bouche amère.

Traitement : Emétine : un granule, tous les quarts d'heure, jusqu'à vomissement ou purgation.

Encéphalite.

Symptômes : Douleurs de tête circonscrites ou générales ; pouls lent, parfois accéléré ; somnolence ou torpeur ; rarement des phénomènes réflexes comme dans la méningite ; fièvre précédée de frissons prolongés ou momentanés.

Traitement : Sedlitz Chanteaud : une forte cuillerée à soupe dans un grand verre d'eau, à prendre, en deux fois, à demi-heure d'intervalle.

Arséniate de caféine : un granule toutes les heures, toutes les demi-heures, suivant le cas.

Si le malade dort beaucoup, on associe l'arséniate de strychnine : un granule toutes les heures.

Si la fièvre est très intense, à 40° de chaleur, on donnera l'aconitine et la vératrine : un granule toutes les heures.

Sinapismes aux extrémités inférieures et

compresses d'eau vinaigrée sur la nuque. et sur le front.

Entérite.

Symptômes : Fortes douleurs dans le ventre ; évacuation difficile ; vomissements glaireux, bilieux ; langue effilée et rouge sur les bords ; fièvre quelquefois intense ; anxiété ; soif ; prostration.

Traitement : Sedlitz Chanteaud : trente grammes dans un demi-litre d'eau, à prendre par grandes cuillerées toutes les demi-heures.

Sulfate de strychnine : un granule toutes les heures.

Si la fièvre est intense, on y ajoute : aconitine : un granule de deux en deux heures et un granule d'hydro-ferro-cyanate de quinine toutes les heures.

S'il y avait des douleurs spasmodiques, on pourrait ajouter : hyosciamine : un granule de deux en deux heures.

Frictions émollientes.

Entérite ou diarrhée cholériforme chez les enfants.

Traitement : Caféine et brucine : un granule de chaque toutes les heures, jusqu'à effet.

Entérite chronique.

Symptômes : Caractérisée par une petite diarrhée, des coliques passagères; amaigrissement; sécheresse de la peau.

Traitement : Arséniate de strychnine : quatre granules par jour, un granule toutes les trois heures.

Hydro-ferro-cyanate de quinine : un granule toutes les deux heures.

Acide tannique : un granule toutes les heures.

Sedlitz granulé : deux cuillerées dans un verre d'eau, tous les matins.

Epilepsie.

Symptômes : Vertiges ; convulsions ; écume, quelquefois sanguinolente dans la bouche ; perte de l'intelligence et des sens.

Traitement : Valérianate de zinc : un granule toutes les heures.

Hyosciamine : un granule toutes les heures ou toutes les demi-heures, suivant le cas.

Application de sinapismes ; lavement purgatif. Ce traitement doit être employé, autant que possible, pendant l'accès.

Dans l'intervalle des accès, on donnera :

Hydro-ferro-cyanate de quinine, arséniate de fer } six granules par jour en trois doses.

Valérianate de zinc : un granule toutes les deux heures.

Epistaxis.

SAIGNEMENT DU NEZ.

Traitement : Acide tannique : un granule toutes les heures.

Faire renifler une solution composée de :

                Alun.. . . . . .   4 grammes
                Eau. . . . . .   125 grammes
Ou bien :
        Perchlorure de fer
            à 30°. . . . .   2 grammes
        Eau distillée. . . . .   125 grammes

Erections douloureuses.

Traitement : Camphre bromé : un granule toutes les demi-heures.

Hyosciamine : un granule toutes les deux heures.

Erysipèle exanthémateux.

Symptômes : Extension rouge sur une partie du corps ; douleur ; enflure légère ; débilité ; langue saburrale ; nausées ; vomissements ; fièvre parfois intense accompagnée de délire.

Traitement : Sedlitz Chanteaud : trente grammes dans un demi-litre d'eau, à prendre une grande cuillerée toutes les demi-heures.

Lorsqu'il y a fièvre intense avec délire :

Aconitine : un granule toutes les deux heures ;

Hydro-ferro-cyanate de quinine : un granule toutes les heures ;

Valérianate de quinine : un granule chaque deux heures.

Erysipèle faux, phlegmoneux.

Symptômes : Inflammation très grande de la peau et du tissu cellulaire sous-jacent ; rougeur ; douleur ; gonflement ; froid ; fièvre ; ensuite relâchement et abcès.

Traitement : Sedlitz déshydraté : vingt grammes dans un verre d'eau, à prendre en une fois,

Hydro-ferro-cyanate de quinine : un granule toutes les heures,

Arséniate de strychnine : un granule de trois heures en trois heures.

Dans la période de suppuration :

Arséniate de fer : quatre granules par jour.

S'il y a fièvre et délire :

Aconitine et hyosciamine : un granule de chaque toutes les deux heures.

Exanthème.

Symptômes : Taches plus ou moins rouges répandues sur la peau, avec fièvre.

Traitement : Sedlitz déshydraté : trente grammes dans un demi-litre d'eau, à prendre un verre à Bordeaux, toutes les deux heures.

Exostose.

Symptômes : Augmentation de volume des os, formant une tumeur plus ou moins grosse. Elle est toujours la conséquence d'un vice syphilitique.

Traitement : Arséniate de fer : quatre granules par jour, soit un toutes les trois heures.

Iodure de potassium : un granule toutes les heures.

Sedlitz Chanteaud : une petite cuillerée à café, dans un verre d'eau, tous les matins.

Frictions avec la pommade d'iodure de plomb camphrée.

Si, après un mois de ce traitement, il n'y a pas d'amélioration, on donnera :

Iodure d'arsenic : quatre granules par jour, soit un toutes les trois heures; et iodoforme : six granules par jour, soit un granule toutes les deux heures, en suspendant le traitement par l'arséniate de fer et l'iodure de potassium.

On peut ajouter aussi l'iodure de fer, à la dose de quatre granules par jour.

F.

Fièvre éphémère

ou

Fièvre inflammatoire.

Symptômes : Coloration de la face ; yeux plus ou moins vifs ; fièvre ; céphalalgie ; prostration et insomnie.

Traitement : Sedlitz : vingt grammes dans un verre d'eau, par cuillerées à soupe, d'heure en heure.

Fièvre intermittente.

Symptômes : Refroidissement des extrémités ou frissons généraux, ou périodiquement fièvre et transpiration ; prostration ; dégoût ; langue saburrale ; nausées et céphalalgie.

Lorsque les symptômes simples apparaissent d'une manière régulière, à intervalles plus ou moins égaux, on les appelle fièvres intermittentes simples.

Traitement : Sedlitz : vingt grammes dans un verre d'eau, à prendre en une fois.

Si la langue est saburrale, on doit, de préférence, commencer le traitement par : émétine : un granule tous les quarts d'heure, jusqu'à effet vomitif ou purgatif.

Ensuite, suivant l'intensité des accès, on donnera dans l'intervalle, dix à vingt granules de sulfate de quinine, pris en une seule fois.

Si le mal cède, on suivra une dose proportionnée de granules.

Cependant, la fièvre intermittente conserve presque toujours cette régularité.

Il y a toujours deux périodes : froid, chaleur ou sueur. Elle prend une gravité telle, que la vie du malade peut être en danger. Elle apparaît quelquefois sans manifestation éclatante et trouble traîtreusement la vie.

Elle prend alors les noms de pernicieuse et larvée. Elle affecte diverses formes, et, le plus souvent, paraissant une maladie sans importance, lance tout à coup le malade dans un grand danger pour sa vie. C'est alors qu'il faut suivre, avec la plus grande attention, la marche de cette maladie.

Dans le premier cas, après l'effet vomitif ou purgatif de l'émétine, on donnera de suite : sulfate de quinine : vingt granules en une fois, et on continuera avec : arséniate de quinine : un granule d'heure en heure.

Hydro-ferro-cyanate de quinine : un granule toutes les demi-heures.

S'il y a des convulsions, on ajoutera : valérianate de quinine : un granule de quart

d'heure en quart d'heure ; ou bien, cicutine :
un granule toutes les demi-heures.

S'il y a délire, symptôme prédominant, on
ajoutera aux sels de quinine :
Camphre bromé) un granule de chaque
 et hyosciamine   ) toutes les demi-heures.

Si le froid gagne le malade, on aura recours
au sulfate de strychnine : un granule toutes
les demi-heures.

Dans le second cas, fièvre pernicieuse ou
larvée, on donnera, avec avantage, après
l'effet de l'émétine, sans attendre la diminution de l'accès : sulfate de quinine : quinze
granules en une seule dose, et ensuite : arséniate de quinine : un granule de deux en deux
heures, associé à un granule de sulfate de
strychnine.

Fièvre jaune, Vomito negro.

Symptômes : Douleur frontale au-dessus des
yeux, à la grosseur des jambes, à la région
lombaire ; chaud et froid ; fièvre ; nausées ;
vomissements ; yeux plus ou moins injectés et

brillants ; hémorrhagies ; insomnie ; délire ; urines albumineuses ; couleur jaune de la peau ; quelquefois absence d'urine, provenant ou du défaut de sécrétion ou de paralysie de la vessie ; délire ; grande anxiété précordiale.

Traitement : Sedlitz : une grande cuillerée dans un demi-verre d'eau, à prendre en une fois.

Ensuite, on donnera : aconitine et vératrine : un granule de chaque toutes les demi-heures jusqu'à abaissement de la température.

Pour calmer les vomissements et la céphalalgie : sulfate de strychnine, citrate de caféine et hyosciamine, dans l'intervalle des vomissements : un granule de chaque toutes les heures ou toutes les demi-heures.

Si les vomissements sont fréquents, ces médicaments doivent être employés d'heure en heure ou toutes les demi-heures, suivant l'urgence.

On appliquera, en outre, sur l'épigastre, une vessie remplie de glace, des ventouses sèches, des sinapismes, des frictions camphrées et opiacées.

On ajoutera à tout cela : hydro-ferro-cyanate

de quinine : un granule toutes les heures, et, dans la dernière période, lorsqu'apparaissent les hémorrhagies :

Arséniate de strychnine
Acide phosphorique
Hydro-ferro-cyanate de quinine
} un granule de chaque toutes les demi-heures ou tous les quarts d'heure, selon la gravité des accidents.

Pour rappeler les urines qui sont suspendues dans certains cas, insister sur le citrate de caféine et la scillitine : un granule de chaque toutes les demi-heures.

Ventouses sèches sur les lombes, compresses froides, frictions camphrées.

Le diagnostic de la fièvre jaune n'est pas toujours facile, surtout lorsque la maladie est endémique et qu'elle attaque les personnes acclimatées ou natives du pays.

Etant le plus souvent rémittente, nous avons vu tel ou tel autre cas semblable à une fièvre intermittente.

Fièvre puerpérale.

Voyez : PÉRITONITE.

Fièvre rémittente.

Symptômes : Parfois de forme bilieuse, et toujours une fièvre de marais ; douleur au front ou dans toute la tête ; chaud et froid ; fièvre plus ou moins intense avec rémittences souvent dans la matinée et exacerbations le soir ; nausées, vomissements, langue saburrale, jaunâtre ; douleurs dans les lombes, aux jambes ; prostration ; insomnie ; quelquefois délire.

Traitement : Emétine : un granule tous les quarts d'heure.

Après l'effet vomitif ou purgatif :

Arséniate de quinine : un granule de deux en deux heures.

Hydro-ferro-cyanate de quinine : un granule toutes les heures, et sulfate de strychnine, un granule de deux en deux heures.

On doublera la dose d'arséniate et d'hydro-ferro-cyanate de quinine, si les exacerbations deviennent plus intenses et s'il survient des complications.

Lorsque la température arrive à 40°, il faut employer l'aconitine : un granule toutes les demi-heures jusqu'à ce qu'elle soit descendue à 38° ou même 39°.

Cependant, si les crises allaient toujours en augmentant, on ajouterait :

Sulfate de quinine : dix à vingt granules en une seule fois, dans les rémittences.

Fièvre traumatique.

Symptômes : Froid au début, peau sèche, chaleur brûlante ; fièvre ; céphalalgie ; prostration.

Si la chaleur atteint 40° :

Aconitine et vératrine : un granule de chaque toutes les heures, jusqu'à ce qu'elle soit descendue à 39°.

Si les urines sont rares et très chargées : scillitine : un granule d'heure en heure. Contre l'abattement nerveux et la somnolence, administrer :

Arséniate de caféine : un granule toutes les heures.

Fièvre typhoïde.

Symptômes : Stupeur générale ; grande prostration des forces ; dégoût ; douleurs de tête, yeux fixes et endormis ; difficulté des mouvements ; somnolence ; tremblements musculaires ; déliré ; dents de couleur fuligineuse ainsi que les lèvres; haleine putride; défections fétides; fétéchies et hémorrhagies.

Traitement : Sedlitz Chanteaud :

Une grande cuillerée dans cinq cents grammes d'eau, à prendre, un petit verre à liqueur, toutes les heures.

Arséniate de strychnine
— de caféine
et vératrine } un granule de chaque toutes les heures ou toutes les demi-heures, selon le cas.

Si la température axillaire atteint 40° c. on ajoutera : un granule d'aconitine aux mêmes intervalles que les autres.

Tous les matins, on donnera : sedlitz déshydraté, une cuillerée à café dans un verre d'eau. Lorsque les urines sont rares : scillitine, un granule toutes les heures ou toutes les demi-heures.

<h2 style="text-align:center">Fièvre scepticémique</h2>

ou

<h2 style="text-align:center">Infection putride.</h2>

On la remarque dans les grandes plaies incisives ou contuses et dans celles provenant d'opérations chirurgicales.

Symptômes : Frissons violents, fièvre intense de 40° à 41° ; pouls à 120 pulsations ; couleur tournant plus ou moins au jaune ; soif ; anxiété ; et après deux ou trois accès, le malade devient méconnaissable par son rapide amaigrissement.

Traitement : Hydro-ferro-cyanate de quinine et arséniate de quinine : un granule de chaque toutes les demi-heures, dès qu'apparaissent les frissons.

Quand la chaleur arrive à 40° c. et plus : aconitine et vératrine : un granule de chaque toutes les heures, jusqu'à ce que la température soit descendue à 38° c. Si, malgré cela, l'empoisonnement putride augmente, il faut ajouter :

Arséniate de strychnine : un granule toutes les heures ou toutes les demi-heures suivant l'état du malade.

Fistules.

Solutions de continuité plus ou moins récentes dans le cours d'un liquide excréteur dévié de ses canaux naturels. Il en est quelquefois d'où sort seulement du pus, entretenu par de petits ou grands foyers de suppuration.

Traitement : Il est presque toujours chirurgical :

Injections émollientes, astringentes ; cautérisation, dilatation.

Lorsqu'elles sont dues à des causes internes, on aura recours à un traitement interne correspondant.

Voyez : *Syphilis, Scrofules, Scorbut, Hémorrhoïdes.*

G.

Galactorrhée.

Symptômes : Sécrétion superflue du lait ; distension et douleur aux seins ; diminution des forces.

Traitement : Acide tannique : quatre granules par jour, en quatre fois ; sulfate de strychnine : trois granules par jour, en trois doses. Donner à téter le moins possible jusqu'au sevrage.

Gastralgie, Gastrodynie.

Voyez : NÉVRALGIE.

Gastrite aiguë.

Symptômes : Douleur à l'estomac ; soif ; langue blanchâtre ; nausées ; vomissements ; céphalalgie et fièvre.

Lorsqu'elle est légère, la diète seule, aidée de boissons émollientes, la guérit.

Si la douleur est forte et persistante, on fait une application de sangsues sur la région gastrique. Quelquefois, cependant, il existe une péritonite localisée, et il faut alors la traiter comme telle.

D'autres fois, des crampes douloureuses annoncent que c'est la couche sous-muqueuse qui est affectée, et, dans ce cas, on doit la traiter comme une gastrodynie.

Dans les cas de gastrite intense, on administre sedlitz : une petite cuillerée dissoute dans un demi-verre d'eau, par cuillerées à soupe de deux en deux heures ; et, chlorhydrate de morphine : un granule chaque deux heures.

Gastro-entérite.

Les *Symptômes* de l'une et de l'autre s'aggravent et se confondent. Il faut, avant tout, s'assurer s'il n'existe pas une fièvre essentielle, de laquelle la maladie soit une localisation ou un effet. Dans ce cas, il faut agir.,

Voyez : *Fièvre*.

Traitement : Boissons émollientes, diète, sangsues ; s'il y a constipation : sedlitz : vingt grammes dans un verre d'eau, à prendre par cuillerées à bouche toutes les heures.

Glossite.

Symptômes : Inflammation de la langue, caractérisée par l'augmentation de volume de cet organe et par la douleur.

Traitement : Sedlitz déshydraté.

Dix grammes dans un verre d'eau, à prendre par cuillerées d'heure en heure.

Gargarismes émollients. Elle peut être occasionnée par un traitement mercuriel, et, dans ce cas, il faut suspendre le traitement par le mercure.

Lorsque l'inflammation est très grande, au lieu du sedlitz, il faut employer l'émétine : un granule tous les quarts d'heure, jusqu'à ce que le malade vomisse ou ait deux ou trois évacuations.

Glycosurie.

Voyez : DIABÈTE.

Conorrhée.

Symptômes : Douleur brûlante au moment de l'émission des urines ; écoulement de pus par l'urèthre ; douleur et quelquefois fièvre légère.

Traitement : Injections émollientes et astringentes ; sedlitz : vingt grammes dans un verre d'eau, par cuillerées d'heure en heure.

Cubébine,   (un granule toutes les demi-
Benzoate de soude(heures.

Goutte rhumatismale, arthritique.

Symptômes : Rougeur et gonflement des petites articulations ; douleur ; et, dès le début ayant toujours son siège à l'articulation du gros doigt du pied. Elle vient par accès.

Traitement : Pendant les accès, donner chlorhydrate de morphine : un granule toutes les demi-heures. S'il y a fièvre, sedlitz : trente grammes dans un demi-litre d'eau, une grande cuillerée toutes les heures.

Le *Traitement arabe* externe consiste en frictions avec la pommade au chloroforme, ou un liniment térébenthino-camphré, ou encore, suivant le cas, avec la pommade de vératrine morphinée.

Dans l'intervalle des accès, suivre un régime salin avec le sedlitz Chanteaud : une à deux cuillerées dans un verre d'eau, tous les matins à jeun, et six à dix granules de benzoate de soude par jour, soit un granule toutes les deux heures.

Goutte-sereine.

Voyez : AMAUROSE.

H.

Hématémèse.

Symptômes : Vomissement de sang, pas du tout spumeux, quelquefois noir, décomposé et mêlé aux aliments mal digérés ; vertiges ; douleur à la région stomacale ; extrémités froides ; pâleur et anxiété. Peut provenir de beaucoup de causes. Voyez : *Chancre, Fièvres graves,* etc.

Traitement : Ergotine : un granule de quart d'heure en quart d'heure.

Acide tannique : un granule toutes les demi-heures ; boissons froides et acidulées ; application sur l'épigastre d'une vessie remplie de glace ; ventouses sèches sur les flancs ; sinapismes aux jambes et aux cuisses. Ensuite combattre la cause.

Hématurie, Urines sanguinolentes.

Symptômes : Sang expulsé des reins et rendu par les urines.

Traitement : Combattre les causes. Lorsque le flux sanguin est très abondant :

Ergotine } un granule de chaque
et Acide tannique) toutes les demi-heures.

Boissons acidulées et froides. Compresses imbibées d'eau froide vinaigrée sur la région lombaire et l'hypogastre.

Quand le sang est coagulé au point d'empêcher l'émission des urines, il faut introduire une sonde élastique en contenant une autre ; on retire la sonde intérieure et l'urine coulera immédiatement.

Cependant, si des caillots de sang interceptaient la sortie de l'urine, il faudrait avoir recours à une sonde flexible terminée en boule, qui éloignerait l'obstacle.

Hémoptysie.

Voyez : APOPLEXIE PULMONAIRE.

Hémorrhoïdes.

Symptômes : Coliques ; folies ; constipation alternant avec une diarrhée légère ; tumeurs sanguines au rectum avec ou sans flux de sang.

Traitement : Sedlitz déshydraté : une ou deux petites cuillerées, dans un verre d'eau tous les matins. Le soir : deux granules d'arséniate de strychnine.

Hépatite aiguë.

Symptômes : Douleur dans la région du foie, qui augmente par la compression ; fièvre ; langue saburrale, nausées, vomissements ; chaud et froid ; respiration difficile, et quelquefois délire ; inquiétude ; peau de couleur jaune ; prostration.

Traitement : Arséniate de caféine et hyosciamine : un granule de chaque toutes les heures.

Sedlitz : deux grandes cuillerées, tous les

matins, dans deux verres d'eau, en deux fois, à un quart d'heure d'intervalle.

Bains et cataplasmes émollients.

Application de sangsues.

Hépatite chronique.

Symptômes : Douleur ou sensation de lourdeur à la région du foie ; troubles de la digestion ; augmentation de volume du foie ; couleur de la peau plus ou moins jaune ; nausées plus ou moins fréquentes.

Traitement : Sedlitz : une cuillerée dans un verre d'eau, tous les matins.

Quassine : deux granules toutes les quatre heures.

Arséniate de caféine et hyosciamine : deux granules de chaque, matin et soir.

Hernie enflammée et étranglée.

Symptômes : Douleur aiguë à la région inguinale avec inflammation ; mouvement fébrile ; vomissements ; constipation.

Traitement : Sedlitz déshydraté : trente grammes dans un grand verre d'eau, à prendre par petits verres, toutes les demi-heures.

Réduction de la hernie ; moyens opéraratoires.

Herpes.

Symptômes : Vésicules sur la peau ; petites cloques remplies d'un liquide transparent, situées sur la peau, en groupes, et enflammées à la base, séparées par des intervalles plus ou moins grands où la peau est saine.

Traitement : Sedlitz : deux cuillerées dans un verre d'eau, à prendre tous les jours.

Bains émollients ; poudre d'amidon ; glycérine.

Hydropisie.

On appelle Hydropisie, l'épanchement ou l'accumulation d'un liquide séreux dans une ou plusieurs cavités, tel que dans le tissu cellulaire, où il prend ordinairement le nom d'œdème.

Lorsque l'épanchement a lieu dans le ventre, il prend le nom d'ascite ; dans la poitrine, on l'appelle hydrothorax, hydro-péricardite ou péricardite ; dans la tête, hydrocéphale ; hydarthrose, si c'est aux articulations ; et hydrocèle, au scrotum.

Traitement : Il varie selon les causes de l'hydropisie, qui sont nombreuses.

Cependant, pour expulser les liquides et tonifier les malades, il est indispensable d'employer le sedlitz Chanteaud à la dose de deux à trois cuillerées dans un grand verre d'eau, tous les matins.

Sulfate de strychnine, Arséniate de fer — un granule de chaque toutes les quatre heures ou toutes les trois heures suivant le cas.

Hypertrophie du cœur.

Symptômes : Développement anormal des fibres musculaires du cœur ; palpitations ;

douleur légère sur la région précordiale ; le battement est parfois interrompu ; pouls ferme et face injectée ; bruits de souffle et ronflants.

Traitement : Arséniate d'antimoine : un granule toutes les deux heures.

Arséniate de strychnine) un granule de chaque
  associé à la digitaline) toutes les deux heures

Hypocondrie.

Symptômes : Tristesse, inquiétude, défiance; quelquefois spasmes, flatulences, constipation.

Traitement : Sedlitz déshydraté : deux cuillerées dans un verre d'eau ; si la constipation persiste : podophyllin et hyosciamine : un granule de chaque, matin et soir.

Arséniate de soude : deux granules au déjeûner et deux granules au dîner.

S'il y a anémie, on donnera aussi :
Arséniate de strychnine) un granule de cha-
  et Arséniate de fer) que, matin et soir.

Hystérie.

Symptômes : Spasmes du larynx ; sensation de strangulation, d'une espèce de boule qui sort de l'estomac ; convulsions ; quelquefois perte des sens ; aberrations morales et intellectuelles.

Traitement : Camphre mono-bromé : trois à quatre granules par jour, soit un granule toutes les trois ou quatre heures.

Sedlitz Chanteaud : une à deux cuillerées dans un verre d'eau tous les matins.

Contre le spasme de l'utérus :

Hyosciamine combinée avec camphre mono-bromé : un granule de chaque toutes les demi-heures, jusqu'à ce que le spasme cesse.

Dans l'hystérie congestive, quand le col de l'utérus est engorgé, une application de sangsues est nécessaire.

Dans l'hystérie anémique ou chloro-anémique, accompagnée de convulsions épileptiformes, on donnera :

Valérianate de fer : cinq granules par jour.

Valérianate de zinc : six à dix granules par jour.

Contre les accès périodiques :

Valérianate de quinine : dix à douze granules dans l'intervalle des accès.

I.

Ictyose.

Voyez : VICE DARTREUX.

Ictère, Jaunisse.

Symptômes : Couleur jaune de la peau, des conjonctives, des urines, quelquefois couleur de cendres ou d'argile.

Parfois, mouvements fébriles, langue saburrale, jaunâtre ; augmentation de volume du foie ; troubles dans la digestion ; nausées et vomissements ;

Elle peut être la conséquence symptomatique d'une atrophie aiguë du foie ; suite de l'hépatite, et, dans ce cas, il faut employer : sedlitz déshydraté : une à deux cuillerées dans un verre d'eau, chaque jour; application de sangsues sur la région du foie.

Cependant, dans les autres cas, on peut employer arséniate de caféine : un granule d'heure en heure.

Sedlitz : une à deux cuillerées dans un verre d'eau, tous les matins ; et, quassine : trois granules au déjeûner et trois granules au dîner.

Iléus, Miséréré.

Symptômes : Douleurs dans tout le ventre ; tension et gaz ; sueurs froides ; anxiété ; constipations opiniâtres ; vomissements des substances ingérées, ensuite bilieuses, plus tard stercoreuses.

Traitement : Hyosciamine : un granule toutes les demi-heures dans une demi-cuillerée d'huile de ricin.

Impétigo aigu.

Symptómes : Eruption pustuleuse d
formant des croûtes molles, irrég
jaunâtres qui laissent des marque
lorsqu'elles tombent.

Traitement : Sedlitz déshydraté
grammes dans un demi-litre d'eau, ¿
par verres, d'heure en heure.

Bains et onctions émollientes.

Impétigo chronique.

Voyez : VICE DARTREUX

Impuissance virile.

Incapacité d'accomplir l'acte de
bitation.

Traitement : Sedlitz : une cuillerée à café dans un grand verre d'eau, tous les matins.

Arséniate de strychnine et Acide phosphorique { quatre granules de chaque par jour, en deux doses.

Incontinence d'urine.

Symptômes : Emission involontaire des urines, pendant la nuit.

Traitement : Arséniate de strychnine : six granules par jour, soit deux granules toutes les quatre heures.

Arséniate de fer : deux granules au déjeûner et au diner.

Hydro-ferro-cyanate de quinine : un granule toutes les deux heures.

Indigestion.

Symptômes : Déviation, suspension ou trouble dans la digestion, se manifestant par des nausées, des vomissements, des renvois ;

quelquefois de la diarrhée ; des défaillances.

Traitement : Quassine : un granule toutes les heures.

Quand il y a diarrhée : sedlitz : une grande cuillerée dans un verre d'eau, à prendre en deux fois.

Iritis.

Traitement : Sedlitz déshydraté : une grande cuillerée dans un verre d'eau, par cuillerées à soupe, toutes les demi-heures.

Si l'inflammation persiste, rechercher la cause, et commencer alors le traitement par calomel : un granule toutes les heures.

K.

Kératite,

INFLAMMATION DE LA CORNÉE.

Traitement : A l'intérieur, le même que le précédent.

A l'extérieur : collyres astringents au sulfate de zinc et à l'alun.

L.

Laryngite aiguë.

Symptômes : Suit toujours une transpiration supprimée ou un refroidissement. Alors elle est simple et son symptôme principal est un enrouement et un peu de toux.

Elle devient cependant grave, dans certains cas, ou accompagne d'autres affections.

Quand elle est grave, il y a de la fièvre ; chaud et froid ; inquiétude ; toux ; respiration difficile ; pouls léger et menace d'asphyxie.

Traitement : Emétique : un granule tous les quarts d'heure, jusqu'à effet vomitif ou évacuant.

Si le malade est un enfant, on substituera l'émétine à l'émétique.

Après l'effet vomitif ou évacuant, on donnera :

Arséniate de strychnine et hydroferro-cyanate de quinine } un granule de chaque toutes les deux heures.

Si la température s'élève à 40° c. et plus, on aura recours à l'aconitine et à la vératrine : un granule de chaque toutes les heures jusqu'à ce qu'elle soit descendue à 38° c.

Laryngite chronique.

Symptômes : Enrouement ou aigreur de la voix, parfois affaiblissement de la voix ; toux plus ou moins fatigante ; sensation d'un corps étranger qui gène la respiration ou la voix ; expectoration abondante.

Traitement : Arséniate de fer ou de strychnine : deux granules, trois fois par jour.

Hydro-ferro-cyanate de quinine : six granules par jour, soit un granule toutes les deux heures.

Lorsque la toux est très intense, on ajoutera :

Codéine \
et Iodoforme) un granule de chaque, toutes les trois heures.

Application d'un vésicatoire à la nuque. Emplâtres narcotiques sur la gorge. Faire fumer des feuilles de datura-stramonium. Respirer les vapeurs de goudron. Enfin, cautérisation de la muqueuse du larynx.

Laryngite chronique ulcéreuse.

C'est la phthisie laryngée. Mêmes symptômes que la précédente avec plus de gravité et plus rebelles.

Même traitement : appliquer de plus en insistant, sétons et moxas.

Insufflations dans la gorge avec la poudre suivante :

Calomel. . . . . .   1 gramme
Sucre pulvérisé. .   12 grammes.
Mêlez exactement.

Lèpre vulgaire.
Voyez : VICE DARTREUX.

Leucorrhée, Flueurs blanches.

Symptômes : Ecoulement par le vagin d'un liquide plus ou moins abondant, plus ou moins épais et de couleur variable.

Elle peut être catarrhale, et alors elle cède aux injections légèrement astringentes, aux boissons chaudes, aux bains tièdes.

Cependant, elle dépend presque toujours d'un état chloro-anémique.

Voyez : *Chlorose.*

Lichen violent.

Voyez : VICE DARTREUX.

Lupus.

Voyez : SCROFULES ET VICE DARTREUX.

Lymphatite.

Symptômes : Douleur avec inflammation, s'étendant quelquefois aux cordons et ganglions lymphatiques ; froid ; fièvre ; nausées ; vomissements et parfois délire, soubresauts des tendons et autres accidents nerveux.

Traitement : Combattre la fièvre, si elle est intense, par l'aconitine et la vératrine : un granule de chaque toutes les heures.

Contre le délire : atropine : un granule d'heure en heure.

Contre l'état général : arséniate de fer et de strychnine : six granules de chaque par jour, soit un granule de chaque, ensemble, toutes les deux heures.

Sedlitz Chanteaud : deux cuillerées dans un verre d'eau, tous les matins.

Lymphatite chronique.

ÉLÉPHANTIASIS DES ARABES.

Symptômes : Epaisseur avec inflammation chronique et hypertrophie de la peau ; quelquefois avec des accès aigus et les accidents décrits ci-dessus.

Traitement : Pour les accès, le même que celui de la Lymphatite aiguë.

Dans l'intervalle des accès :

Sulfate de strychnine et arséniate de fer : quatre granules de chaque par jour.

Ligatures, compression, etc.

M.

Mal de Saint-Lazare, Lèpre.

Symptômes : Tubercules plus ou moins gros sur la peau, irréguliers, succédant à des taches brunes ou rouges et suivies d'ulcérations.

Traitement : Arséniate de soude et de fer : quatre granules de chaque par jour.

Sulfate de strychnine : quatre à six granules par jour.

Sedlitz déshydraté : une à deux cuillerées dans un verre d'eau, tous les matins.

Méningite.

Symptômes : Douleur à la région orbitaire, au front et aux yeux ; contraction irrégulière des pupilles ; grande sensibilité de la vue et de l'ouïe ; contraction des mâchoires ; convulsions ; délire ; insomnie ; vomissements ; diarrhée ou constipation ; fièvre continue et intense, qui varie par la suite.

Traitement : Aconitine et vératrine : un granule de chaque toutes les demi-heures jusqu'à la chute de la fièvre.

Lorsqu'il y a de l'intermittence :

Hydro-ferro-cyanate de quinine : un granule toutes les demi-heures jusqu'à ce que le pouls soit régulier.

Quand il se déclare des paralysies, émission involontaire des excréments ou des urines, la dilatation des pupilles, surdité, etc., on donne : acide phosphorique et sulfate de strychnine : un granule de chaque toutes les demi-heures.

Au début du traitement, on appliquera quelques sangsues derrière les oreilles et des linges imbibés d'eau glacée sur la tête.

Méningite tuberculeuse.

Symptômes : Les mêmes que pour la Méningite simple, mais caractérisée par l'intensité des douleurs cérébrales et des convulsions. Elle est très fréquente chez les enfants et se termine par l'hydrocéphalite.

Traitement : Le même que celui de la Méningite simple, et, quand il est bien dirigé, on peut obtenir la guérison.

Si la fièvre vient par accès, on donnera : hydro-ferro-cyanate de quinine et arséniate de quinine : un granule de chaque toutes les demi-heures dans les intervalles.

Métrite.

Douleur à la région utérine et lombaire ; fièvre ; augmentation de volume de l'utérus ; difficulté et quelquefois impossibilité d'uriner ; suppression des lochies ou de la menstruation.

Elle est rarement simple et spontanée ; elle vient, le plus souvent, à la suite de colères violentes, de l'accouchement et des opérations chirurgicales. Elle présente alors une gravité qu'il est urgent de combattre.

Traitement: Hydro-ferro-cyanate de quinine: un granule d'heure en heure, contre la fièvre.

Cicutine et hyosciamine : un granule de chaque, toutes les heures.

Contre les douleurs et les spasmes :

Bains tièdes.

Sedlitz déshydraté : vingt grammes dans un verre d'eau, par cuillerées, d'heure en heure, pour rafraîchir les intestins.

Pommades fondantes de ciguë, d'iodure de potassium, de calomel opiacée, sangsues, etc.

Métrite chronique.

Symptômes : Pesanteur dans la région utérine et lombaire ; douleurs plus ou moins sensibles pendant le mouvement ; menstruation difficile ou abondante ; augmentation de volume de l'utérus ;

Traitement : Arséniate de fer et sulfate de strychnine : trois granules de chaque par jour.

Sedlitz Chanteaud : une à deux cuillerées dans un demi-verre d'eau tous les matins.

Pommades fondantes, d'iodure de potassium de belladone, de ciguë et calomel.

Bains de mer.

Métrorrhagie.

HÉMORRHAGIE UTÉRINE.

Symptômes : Perte abondante de sang par le vagin. Elle apparaît à certaines époques de la vie chez la femme ; plus ordinairement, elle est due à des lésions utérines, ou est la suite de l'accouchement et de l'avortement.

Le *Traitement* est très variable :

Ergotine, Acide tannique } un granule de chaque tous les quarts d'heure.

Ventouses sèches sur la poitrine ; sinapismes aux bras et aux jambes ; compresses imbibées d'eau vinaigrée sur le ventre ; glace ; injections astringentes ; lavements d'eau vinaigrée ; tamponnement ; compression de l'artère abdominale, etc.

Migraine.

Symptômes : Douleurs de tête périodiques ; nausées, vomissements ; insomnie ou somnolence ; tension gastrique ; troubles dans la digestion ; dégoût.

Traitement : Sedlitz : une cuillerée à soupe dans un demi-verre d'eau, à prendre en une fois.

Hyosciamine et chlorhydrate de morphine } un granule de chaque toutes les demi-heures.

Dans l'intervalle des accès :

Citrate de caféine : un granule toutes les demi-heures.

Arséniate de strychnine { quatre granules de Phosphure de zinc { chaque par jour.

Valérianate de quinine : six granules par jour.

Morsures de serpents et d'insectes venimeux.

Le premier et le plus important des soins est la succion, lotion et cautérisation de la plaie, et d'autant plus profondément que le serpent ou l'insecte est plus venimeux.

Traitement : Arséniate de strychnine : un granule toutes les heures.

Arséniate et hydro-ferro-cyanate de quinine ; un granule de chaque toutes les heures ou toutes les deux heures suivant le cas.

Si les douleurs sont très fortes :

Cicutine et chlorhydrate de morphine : un granule de chaque toutes les demi-heures ; s'il y a des convulsions : hyosciamine : un granule toutes les demi-heures.

S'il se déclare une grande inflammation érysipélateuse :

Sedlitz déshydraté : vingt à trente grammes dans cinq cents grammes d'eau, à prendre un verre de deux en deux heures.

Myélite.

Symptômes : Douleur plus ou moins grande à l'épine dorsale ; fièvre intense ; paralysie correspondante aux parties enflammées de la moelle.

Traitement : Sedlitz : vingt grammes dans un verre d'eau, à prendre une cuillerée à soupe toutes les heures.

Arséniate de caféine } un granule de cha-
et sulfate de strychnine } que toutes les heures.

8

Si la fièvre atteint 40° c. ou les dépasse : aconitine ou vératrine : un granule toutes les heures jusqu'à ce que la température soit descendue à 38°.

A l'extérieur : révulsifs sur les points affectés de l'épine dorsale et, au besoin, application de sangsues.

N.

Néphrite.

Inflammation des reins, caractérisée par des douleurs sur la région rénale ; fièvre intense ; urines rares, rouges et quelquefois sanguinolentes.

Traitement : Sedlitz : dix grammes dans un demi-verre d'eau, à prendre par cuillerées d'heure en heure.

Contre la douleur et pour rappeler la sécrétion urinaire :

Hyosciamine et Digitaline } un granule de chaque toutes les heures.

Si l'urine contient un excès d'acide urique,

on donnera : acide benzoïque : un granule toutes les demi-heures.

Si la fièvre continue et dépasse 39° c. : vératrine : un granule toutes les heures.

Si elle est périodique : hydro-ferro-cyanate de quinine : un granule toutes les demi-heures.

Néphrite albumineuse.

Voyez : ALBUMINURIE.

Névralgie.

Le symptôme le plus caractéristique est la douleur qui assiège un nerf et suit son trajet. La Névralgie dépend de plusieurs causes. Quelquefois, il y a une fièvre continue ou périodique.

Traitement : Morphine (chlorhydrate, bromhydrate ou iodhydrate) : un granule toutes les demi-heures ou tous les quarts d'heure, en y ajoutant, pendant l'accès, un granule d'hyosciamine.

Lorsqu'elle vient par crises ou accès, on

donnera, dans l'intervalle : valérianate de quinine : un granule toutes les demi-heures.

Si elle a une cause palustre :

Hydro-ferro-cyanate) un granule de chaque,
et arséniate de quinine) toutes les heures.

Si elle a une origine syphilitique :

Proto-iodure d'hydrargyre : quatre à huit granules par jour.

Si elle est due à la chloro-anémie :

Arséniate de fer : quatre à six granules par jour.

Au déjeûner et au dîner : deux granules de quassine et deux granules de sulfate de strychnine.

Est-elle scrofuleuse : iodure de fer : quatre à six granules par jour.

Lorsque la fièvre est intense :

Aconitine et vératrine : un granule de chaque toutes les heures.

S'il y a de la constipation : sedlitz : vingt grammes dans un verre d'eau, par cuillerées toutes les demi-heures, jusqu'à deux ou trois évacuations.

La première chose à faire dans la névralgie, c'est de calmer la douleur. On obtiendra ce résultat, en administrant la morphine et l'hyosciamine.

Le traitement externe consiste en frictions avec la pommade au chloroforme camphrée, opiacée, térébenthinée.

Injection hypodermique de morphine.

Vésicatoire et résection du nerf.

Nymphomanie.

FUREUR UTÉRINE.

Symptômes : Désir immodéré et tendance tenace chez la femme aux plaisirs vénériens. Trouble des facultés intellectuelles et morales, et beaucoup de désordre dans l'utérus.

Camphre bromé : un granule toutes les deux heures ou toutes les heures suivant l'intensité.

S'il y a périodicité, ajoutez : valérianate de quinine : un granule toutes les heures.

On pourra donner aussi : phosphure de zinc et hyosciamine, lorsqu'il y aura des mouvements convulsifs : un granule de chaque toutes les deux heures.

S'il y a anémie et chlorose :

Arséniate de fer : quatre à six granules par jour.

Bains de mer, air de la campagne, voyages, gymnastique, exercices.

O.

Ophthalmie simple.

Symptômes : Inflammation du globe oculaire ou d'une de ses parties, avec douleurs ; larmoiements ; légère céphalalgie, et vision difficile.

Traitement : Sedlitz : deux cuillerées dans un demi-verre d'eau tous les matins.

Collyre au sulfate de zinc ou à l'eau de roses.

Ophthalmie des nouveaux-nés.

Il y a écoulement de pus.

Traitement : Sedlitz : une cuillerée dans un verre d'eau, à faire prendre par petites quantités de deux en deux heures.

Toutes les heures, lotions à l'eau tiède, à l'eau de roses, de graine de lin, de mauve, avec du lait sur les paupières.

Collyre au sulfate de zinc, toutes les deux heures ; pommade mercurielle autour des orbites.

Ophthalmie purulente.

Symptômes : Douleurs très fortes aux yeux et dans la tête. Écoulement de pus abondant. Dans vingt-quatre heures, la conjonctive présente une granulation rougeâtre.

Traitement : Sedlitz Chanteaud : une grande cuillerée dans un verre d'eau, à prendre en deux fois.

S'il y a beaucoup de fièvre : aconitine et hydro-ferro-cyanate de quinine : un granule de chaque toutes les heures.

On pourra ajouter : hyosciamine ou atropine combinées avec la morphine, codéine ou narcéine : un granule de chaque toutes les heures ou toutes les demi-heures, suivant l'urgence.

Médication externe : ventouses, sangsues aux narines, aux tempes, à la région mastoïde, à l'anus. Embrocations avec solution d'atropine ou vératrine autour des orbites. Éviter la lumière et le mouvement.

Cautérisation au nitrate d'argent et passer sur les parties cautérisées une solution de sel de cuisine ou chlorure de sodium.

Ophthalmie blennorrhagique.

Inflammation très intense et violente produite par la contagion du pus blennorrhagique. Même traitement que précédemment, en insistant sur les ventouses et les sangsues; lotions émollientes et calmantes et quand l'inflammation est moins violente, collyres astringents.

Opilation, Lassitude.

HYPOÉMIE INTERTROPICALE.

Symptômes : Affaiblissement gradué; couleur pâle; fatigue au moindre exercice; palpitations ; irrégularité dans les digestions; diarrhée ; perversion de l'appétit au point que les malades mangeraient de l'argile, de la chaux et des fruits verts ; bruit de souffle au cœur ; difficulté de la respiration.

Le traitement rencontre de grands embarras dans le cas où la cause provient de vers intestinaux *duodéniens* appelés ankilostomes

En attendant on donnera :

Sulfate de strychnine ⎱ quatre granules de
   et Arséniate de fer ⎰ chaque par jour.

Sedlitz déshydraté : une à deux petites cuillerées tous les matins.

Pour tuer les vers, il sera bon d'employer : santonine : huit granules par jour, pendant trois jours ; et ensuite, podophyllin : un granule de trois en trois heures, jusqu'à effet purgatif.

Orchite.

Symptômes : Inflammation des testicules ; douleurs dans le trajet des cordons spermatiques ; augmentation de volume.

Traitement : Sedlitz Chanteaud : vingt grammes dans un verre d'eau à prendre en deux fois ; contre la douleur : morphine et hyosciamine : un granule de chaque toutes les heures.

S'il y a beaucoup de fièvre : aconitine : un granule toutes les deux heures.

Calomel : un granule toutes les heures. Frictions mercurielles, bains généraux et cataplasmes émollients.

Otite externe.

Symptômes : Douleur et sensation de chaleur à la partie externe du conduit auditif.

Traitement : Sedlitz Chanteaud : vingt grammes dans un verre d'eau, à prendre par grandes cuillerées toutes les heures.

Injections dans le conduit auditif avec une infusion de fleurs de camomille ; huile d'amandes douces ou glycérine sur du coton introduit dans l'oreille.

Otite interne.

Symptômes : Douleurs aiguës semblables à celles que produirait un fer rouge introduit dans l'oreille ; quelquefois fièvre, inquiétude et insomnie.

Traitement : Pour combattre la fièvre : aconitine : un granule toutes les deux heures.

Sedlitz déshydraté : deux cuillerées dans un verre d'eau, tous les matins.

Contre la douleur : chlorhydrate de morphine et hyosciamine : un granule de chaque, toutes les heures.

Hydro-ferro-cyanate de quinine : un granule chaque heure.

Traitement externe : Sangsues ; caustiques ; cataplasmes et narcotiques ; injections astringentes.

Otite chronique, Otorrhée.

Symptômes : Écoulement d'un liquide plus ou moins épais par le conduit auditif.

Traitement : Sedlitz déshydraté : une cuillerée dans un verre d'eau, tous les matins.

Arséniate de strychnine : quatre granules par jour.

Traitement externe : Injections de sulfate de zinc, d'alun, de borax ; vésicatoires ; sétons.

Combattre les causes d'où vient l'Otorrhée. Voyez : *Syphilis, Scrofules,* etc.

P.

Palpitation nerveuse du cœur.

Symptômes : Battements irréguliers du cœur. Elle provient d'un état pléthorique, nerveux ou de quelque lésion organique.

Traitement : Dans le cas de pléthore, après une saignée générale, on administrera les granules de digitaline, à la dose d'un granule toutes les heures.

Dans l'état nerveux, hyosciamine et scillitine : un granule de chaque toutes les deux heures. (Voyez : *Chlorose.*)

Dans les lésions organiques, les dilatations

sont plus communes que dans l'hypertrophie. Alors, il convient de donner l'arséniate de strychnine à la dose d'un granule toutes les heures.

S'il y a interruption ou suspension des mouvements et que l'on observe une dilatation plus grande du ventricule gauche, on donnera :

Arséniate de strychnine et Arséniate de fer { un granule de chaque toutes les heures, pendant l'accès.

S'il y a épanchement dans le péricarde, on ajoutera à l'arséniate de fer et de strychnine, un granule de digitaline.

Paralysie.

Symptômes : Diminution, interruption ou perte en plus ou moins grande partie des fonctions nerveuses. Elle est due à différentes causes. Cependant elle provient plus communément d'un épanchement ou d'une inflammation. Voyez : *Apoplexie cérébrale, Cérébrite, Myélite*.

9

Parotite.

Douleur et gonflement de la glande parotide.

Traitement : Sedlitz Chanteaud : une grande cuillerée dans un demi-verre d'eau, à prendre par grandes cuillerées toutes les heures.

Sangsues ; frictions et cataplasmes émollients.

Pemphigo.

Symptômes : Cloques plus ou moins grosses à la peau, rouges et enflammées à la base. Il peut être aigu ou chronique.

Traitement : Dans les cas aigus : sedlitz déshydraté : une grande cuillerée dans un verre d'eau, à prendre en deux fois ; boissons rafraîchissantes ; lotions émollientes.

Lorsqu'il est chronique, on applique le traitement du Vice dartreux.

Péricardite.

Symptômes : Inflammation du péricarde, membrane qui entoure le cœur.

Douleur piquante sur la région précordiale; désordre dans le rhytme circulatoire et dans la respiration ; bruit de souffle, de cuir neuf, ou de râpe; fièvre ; la maladie commençant toujours par des chauds et froids et une tendance aux vertiges.

Traitement : Arséniate de strychnine et digitaline : un granule de chaque toutes les heures.

Si la fièvre augmente jusqu'à une chaleur de 39° et plus : aconitine et vératrine : un granule de chaque, toutes les heures, jusqu'à abaissement de la température.

Pour éviter les fausses membranes et les épanchements, après avoir combattu la fièvre, on donnera : arséniate de soude : un granule, toutes les heures.

Sedlitz Chanteaud : une à deux cuillerées dans un grand verre d'eau, tous les matins.

Si le malade est anémique, on ajoutera aux granules précédents, l'arséniate de fer, à la dose de quatre granules par jour, en deux fois.

Néanmoins si l'épanchement se déclare, ce que l'on reconnaîtra à la difficulté croissante de la circulation et de la respiration, à la faiblesse du pouls, au gonflement de la région cardiaque, il faudra immédiatement pratiquer la thoracentèse, en pénétrant dans le péricarde entre la cinquième et la sixième côte, où commencent les cartilages, afin de ménager l'artère mammaire interne.

Après avoir retiré le liquide, on administrera au malade :

Scillitine
Digitaline
Colchicine ou
Arséniate de fer

un granule de chaque, de quatre à six fois par jour.

Péritonite.

Symptômes : Grande prostration ; fièvre ; chaud et froid ; décubitus dorsal ; tendance du malade à avoir les membres courbés vers le bassin ; douleur intense qui exaspère par la pression ; face ridée ; pouls filiforme ; peau froide ; ventre tendu par les gaz ; hoquet et vomissements de matières verdâtres.

Traitement : Acide phosphorique et sulfate de strychnine : un granule de chaque toutes les heures.

Si les frissons persistent, on ajoutera :

Hydro-ferro-cyanate de quinine : un granule d'heure en heure ou toutes les demi-heures suivant le cas.

Dès que la chaleur dépasse 38° c. et le pouls cent pulsations, il faut donner : véra-trine : un granule toutes les heures.

On continuera, pendant quelques jours, l'hydro-ferro-cyanate de quinine, jusqu'à ce que la fièvre et les frissons aient disparu.

Péritonite puerpérale,

OU MÉTRO-PÉRITONITE.

Elle se déclare à la suite de l'accouchement avec suspension des lochies ou avec des lochies fétides.

Traitement : Le même que pour la Péritonite simple, en y ajoutant : arséniate de fer : un granule toutes les heures.

Phthisie pulmonaire.

TUBERCULES PULMONAIRES.

Symptômes : Cette terrible maladie commence très souvent par une légère constipation ou un petit dévoiement. Le malade ne se guérit jamais de la toux qui le poursuit, et plus tard apparaissent le dégoût, l'ennui, la fièvre plus ou moins périodique, des douleurs sur divers points du thorax, l'insomnie, la difficulté de respirer, des nausées, jusqu'à des vomissements dans les efforts de la toux; constipation alternant avec la diarrhée; sueurs abondantes, principalement pendant la nuit; amaigrissement plus ou moins rapide; névralgies errantes; troubles dans la digestion; l'expectoration, de rare et visqueuse, devient de plus en plus abondante, épaisse et arrondie au fond du vase, quelquefois sanguinolente,

purulente et de couleur variée ; hémopty-
sie, etc.

L'auscultation fait découvrir un temps plus
grand d'expiration que d'inspiration, râle-
ments plus ou moins humides, imperméabi-
lité des cellules pulmonaires, etc.

Traitement : Sulfate de strychnine et arséniate de soude : quatre à six granules de
chaque par jour.

Contre la fièvre périodique : hydro-ferro-
cyanate et arséniate de quinine : cinq à six
granules de chaque, dans la journée.

Cependant, si la fièvre est continue et con-
somptive on ajoutera au sel de quinine l'arséniate de caféïne : huit à dix granules par
jour.

Contre la toux : Iodoforme et codéïne :
quatre à six granules par jour.

Contre l'anorexie : deux granules de quassine avant le déjeûner et le dîner; régime
hygiénique ; le grand air, et bonne alimen-
tation.

Comme reconstituant, on pourrait ajouter,
avec avantage, une grande cuillerée à bouche
avant chaque repas, d'huile de foie de morue

désinfectée et aromatisée de Chevrier et, après les repas, un verre à liqueur de vin de coca du Pérou, du même préparateur. Ces deux agents ont une action très puissante sur la lymphe, et beaucoup de malades en ont éprouvé un grand bien.

Plaies, Blessures.

Voyez : FIÈVRE TRAUMATIQUE ET SCEPTICÉMIQUE Pour le traitement interne.

Traitement externe : Charpie sèche; suture; faux points ; compresses trempées dans l'eau froide phéniquée, camphrée, etc.

Pleurésie.

Symptômes : Point de côté ordinairement au-dessous du sein; frissons; toux; fièvre; bruits crépitants et sibilants; peu d'expectoration et sérosité.

Traitement : Arséniate de strychnine, arséniate de quinine et digitaline : un granule de chaque, toutes les heures.

Sedlitz Chanteaud : dix grammes dans deux cent cinquante grammes d'eau, à prendre par petits verres de deux en deux heures ou d'heure en heure.

Si la réaction se produit avec fièvre intense : aconitine et vératrine : un granule de chaque toutes les demi-heures, jusqu'à ce que la chaleur tombe.

Appliquer sur la poitrine des ventouses sèches, qu'on circonscrira au moyen d'un bandage.

Pleurodynie.

ANGINE DE POITRINE.

Symptómes : Anxiété et difficulté dans la respiration ; douleurs qui s'étendent de la poitrine jusqu'à la gorge, les épaules et les membres inférieurs. Parfois troubles dans les mouvements respiratoires et les battements du cœur.

Elle vient toujours par accès.

9.

Traitement :

Arséniate de quinine
Sulfate de strychnine
et Hyosciamine.

{ un granule de chaque tous les quarts d'heure, ou toutes les demi-heures suivant l'intensité,

jusqu'à amélioration ou cessation des accidents.

Ensuite, on administrera au malade :

Digitaline et
Arséniate de fer

{ trois à quatre granules de chaque par jour.

Lorsqu'il y a névralgie, jointe à un état chloro-anémique, il faudra ajouter : cyanure de zinc : six à dix granules par jour.

Pneumonie.

Symptômes : Céphalalgie ; frissons ; fièvre ; douleur dans la région thoracique ; bruit crépitant ; expectoration sanguinolente ; plus tard couleur fuligineuse ; absence de bruit respiratoire ; bruit de trompette ; respiration difficile ; toux fatigante ; insomnie ; vomissements ; langue parfois saburrale ; délire.

Traitement : Arséniate de strychnine, de quinine et digitaline : un granule de chaque, toutes les heures.

Sedlitz Chanteaud : une grande cuillerée dans un verre d'eau, toutes les heures.

S'il y a réaction avec élévation de chaleur à plus 39° 5/10, il faut donner :

Aconitine et vératrine : un granule de chaque, toutes les heures, jusqu'à abaissement de la température.

Pour calmer la toux et faciliter l'expectoration : codéine et scillitine : un granule de chaque, toutes les heures.

Pollutions nocturnes.

Symptômes : Éjaculation spermatique pendant la nuit, quelquefois précédée de rêves dans lesquels on éprouve des désirs vénériens.

Traitement : Arséniate de fer : quatre à six granules par jour.

Camphre mono-bromé : six granules par jour.

Bains froids et ablutions d'eau froide sur

les parties génitales, trois ou quatre fois par jour.

Prosopalgie, Tic douloureux.

NÉVRALGIE FACIALE.

Symptômes : Douleurs à la face, envahissant le front et la nuque ; larmoiement ; fièvre ; insomnie ; agitation ; salivation abondante ; vapeurs ; mouvements convulsifs de la face. Elle se déclare ordinairement par accès.

Traitement : Contre la fièvre, quand elle est continue et surtout si la névralgie est de nature rhumatismale :

Vératrine et aconitine : un granule de chaque, toutes les demi-heures, pendant l'accès.

Dans la forme rémittente ou intermittente : hydro-ferro-cyanate de quinine ou arséniate de quinine, en y ajoutant l'arséniate de fer, si la névralgie est de nature palustre : un granule de chaque, toutes les heures, dans l'intervalle des accès.

Pour calmer les accès, donner sulfate de strychnine, cyanure de zinc, hyosciamine :

un granule de chaque, toutes les demi-heures.

Quand elle est chronique, on donne :

Arséniate de soude, arséniate d'antimoine et acide arsénieux : un granule de chaque, quatre à six fois par jour, dans l'intervalle des accès.

L'insomnie et l'agitation peuvent être combattues par la morphine, à la dose d'un granule toutes les demi-heures.

Psoriasis.

Voyez : VICE DARTREUX.

R.

Rachitisme.

Symptômes : Il dépend toujours d'un vice scrofuleux et se manifeste par une altération des os chez les enfants, de telle sorte que ces os se déforment et quelquefois ne se complètent que d'une manière irrégulière.

Traitement : Hypophosphite de chaux, arséniate de strychnine et iodure de fer : trois granules de chaque par jour, en trois doses. Habiter les bords de la mer.

Rage, Hydrophobie.

Maladie communiquée toujours par certains animaux qui en sont atteints.

Symptômes : Horreur des liquides; désir du malade de mordre tout ce qui se présente à lui; délire parfois furieux; convulsions et autres phénomènes nerveux.

Traitement : Le premier soin est d'étancher la plaie au moyen d'une ventouse; ensuite de la cautériser profondément, et même d'amputer immédiatement la partie, s'il est possible.

On donnera après : hyosciamine, valérianate de zinc et cicutine : un granule de chaque, toutes les demi-heures, tous les quarts d'heure suivant l'urgence.

Arséniate de quinine et de fer : un granule de chaque toutes les deux heures.

Rhumatisme, Fièvre rhumatismale.

Symptômes : Fièvre ; douleurs et enflure d'une ou plusieurs articulations ; quelquefois les douleurs sont dans les muscles, c'est alors le rhumatisme sans fièvre, avec persistance chronique, si la fièvre est forte, on la combattra par

l'aconitine et la vératrine { un granule de chaque toutes les heures jusqu'à ce qu'elle disparaisse.

Sedlitz Chanteaud : trois cuillerées dans un verre d'eau, tous les jours.

Salicylate de soude : un granule toutes les heures avec un granule d'hydro-ferro-cyanate de quinine.

S'il y a périodicité des accidents :

Arséniate de quinine : six à huit granules dans les intervalles.

Rougeole.

Symptômes : Maladie éruptive contagieuse qui se déclare avec fièvre, des taches rouges et un peu saillantes sur la peau, se terminant par une légère desquammation. Il y a coryza, larmoiement et toux.

Elle se complique quelquefois d'angine, de méningite, de bronchite et de pneumonie.

Il faut surveiller toutes ces complications.

Traitement : Pour combattre la fièvre, si elle arrive à plus de 40° c. : aconitine et vératrine : un granule de chaque toutes les heures.

S'il survient du délire : digitaline : un granule toutes les deux heures ; s'il y a rémittence : hydro-ferro-cyanate de quinine et arséniate de quinine : un granule de chaque, toutes les heures, dans les intervalles.

Quand la rougeole est simple, on donne le sedlitz déshydraté : une grande cuillerée dans un verre d'eau, à prendre par cuillerées d'heure en heure ; repos au lit et diète régulière.

Cependant, s'il arrive une complication d'angine, de bronchite, de méningite, etc., on suit le traitement approprié à chacune de ces maladies.

Dans la période d'incubation, qui dure toujours de dix à douze jours, on donnera le sulfure de calcium de 8 à 12 granules par jour et plus, selon le cas.

S.

Salivation essentielle.

Symptômes : Abondance de salive sans cause appréciable.

Traitement : Arséniate de fer : quatre granules par jour, deux en se levant et deux en se couchant.

Sedlitz déshydraté : une à deux cuillerées dans un verre d'eau, tous les jours.

Salivation mercurielle.

Mêmes symptômes suivis quelquefois de l'inflammation des gencives et de la bouche, produite par l'usage interne ou externe des préparations mercurielles.

Traitement : Arséniate de strychnine : quatre

granules par jour, soit un granule toutes les trois heures.

Iodure de fer : six à huit granules par jour.

Gargarismes émollients ou astringents et principalement avec le chlorate de potasse : huit grammes dissous dans cent cinquante ou deux cents grammes d'eau distillée.

Tous les matins : sedlitz Chanteaud, dans un verre d'eau.

Scarlatine.

Symptómes : Fièvre exanthémateuse et contagieuse caractérisée par une angine plus ou moins intense ou par des taches rouges irrégulières sur la peau. Elle vient habituellement à la suite d'une hydropisie.

Traitement : Arséniate de strychnine : un granule toutes les deux heures jusqu'à ce que l'éruption apparaisse. S'il y a fièvre avec 40° ou plus, on ajoutera : aconitine : un granule de deux en deux heures, jusqu'à abaissement de la température ; s'il survient du délire, digitaline : un granule toutes les deux heures.

Contre les exacerbations ou accès de fièvre : arséniate et hydro-ferro-cyanate de quinine : un granule de chaque, toutes les heures dans les intervalles.

Pour combattre l'hydropisie : sedlitz Chanteaud : une cuillerée dans un grand verre d'eau à prendre par petits verres dans la journée. Insister sur l'arséniate de quinine combiné à l'arséniate de fer : un granule, toutes les trois heures.

Sciatique.

Symptômes : Douleurs dans les hanches, dans la région lombaire, s'étendant quelquefois tout le long de la jambe. Ces douleurs, avec ou sans fièvre, sont ordinairement périodiques ou aiguës à certaines heures de la journée.

Traitement : Le même que pour les névralgies et le tic douloureux.

Scorbut.

Symptômes : Gencives enflammées et saignantes; faiblesse générale; hémorrhagie des muqueuses; quelquefois ulcères à la surface du corps.

Traitement : Sulfate de strychnine : quatre granules par jour, en deux doses.

Arséniate de fer et hydro-ferro-cyanate de quinine : six granules de chaque par jour, en trois doses.

Pour combattre les hémorrhagies :

Acide tannique : un granule toutes les heures.

Scrofules.

Vice constitutionnel caractérisé par l'inflammation et la suppuration des glandes et ganglions, spécialement du cou ; ramollissement des os, des cartilages ; tumeurs froides.

Traitement : Sedlitz Chanteaud : une cuillerée à café dans un verre d'eau, tous les matins ; hypophosphite de strychnine : deux granules matin et soir.

Iodure de fer : trois granules à déjeûner et à dîner.

Splénite.

INFLAMMATION DE LA RATE.

C'est rarement une maladie essentielle. Elle est presque toujours le symptôme de quelque fièvre ou cachexie.

Symptômes : Douleur sur là région splénique, augmentant par la pression ; fièvre ; frissons ; augmentation de volume ; nausées ; vomissements.

Traitement : Le même que pour l'hépatite.

Stomatite simple.

Symptômes : Inflammation des muqueuses de la bouche.

Traitement : Sedlitz déshydraté, vingt grammes dans deux cent cinquante grammes d'eau, à prendre, une grande cuillerée, toutes les heures. Extérieurement : lotions et gargarismes avec la décoction de mauve, miel et vinaigre.

Stomatite gangréneuse.

Symptômes : Inflammation de la muqueuse de la bouche avec gangrène.

Traitement : Arséniate de strychnine : un granule de trois en trois heures.

Hydro-ferro-cyanate de quinine : un granule toutes les deux heures.

A l'extérieur : lotions et gargarismes avec la décoction de quinquina camphrée.

Syphilis.

La Syphilis se manifeste par différents symptômes suivant le degré d'infection auquel se trouve l'organisme.

Le premier est caractérisé par un ulcère plus ou moins grand, siégeant ordinairement sur le gland, et ayant une base indurée ;

Le second, par une éruption de formes variées sur la peau et par des ulcérations de la gorge, etc. ;

Le troisième, par des douleurs ostéocopes,

parcourant les os, par des tumeurs en suppuration, etc.

Traitement : Iodure mercurique : trois à quatre granules par jour ; ou iodure mercureux, six à huit granules par jour.

Il est bon d'ajouter un traitement reconstituant par l'hypophosphite de strychnine : deux granules matin et soir.

Sedlitz Chanteaud : une cuillerée dans un demi-verre d'eau, tous les matins.

Le traitement externe sera approprié selon les manifestations. Il consistera en lotions et frictions mercurielles, cautérisations et injections toniques et astringentes.

T.

Teigne, Favus.

Symptômes : Maladie produite par un parasite végétal, ayant son siège à la tête, qui produit des petites pustules se couvrant de croûtes jaunâtres et adhérentes, et amenant pour résultat la chute des cheveux.

Le traitement est exclusivement local et très varié. Cependant, il est bon de faire prendre au malade, le sulfure de calcium, à la dose de six à huit granules par jour.

Toucher les petites pustules avec l'acide citrique, pratiquer l'épilation, et faire des lotions avec l'eau de savon ou une solution faible de sulfure de potassium.

Tétanos.

Symptômes : Douleurs dans les muscles du cou ; difficulté d'ouvrir la bouche ; déglutition excessivement douloureuse ; ensuite convulsions tétaniques ; mâchoires serrées ; sueur ; insomnie ; menaces d'asphyxie ; déglutition parfois impossible ; émission lente des urines, quelquefois suspension. Il peut venir à la suite d'une frayeur spontanée, d'un refroidissement et de fortes émotions morales. Cependant, il est presque toujours occasionné par le traumatisme.

Traitement : Sulfate de strychnine, hydrochlorate de morphine et hyosciamine : un granule de chaque, toutes les demi-heures, jusqu'à ce que la convulsion cesse. Ces trois granules doivent être dissous dans une cuille-rée de la potion suivante :

R. Eau distillée. . .   70 grammes.
Hydrate de chloral.   1 gramme.
Dissolv.

On peut aussi employer les alcaloïdes tels que morphine, curarine et atropine, dans les mêmes conditions.

Bains tièdes.

Lorsque la déglutition sera impossible, on emploiera les mêmes alcaloïdes en injections sous-cutanées. Régulariser la plaie et même faire l'ablation de la partie.

Tœnia, Ver solitaire.

Symptômes : Amaigrissement ; coliques ; vertiges ; évanouissements ; démangeaison aux narines et à l'anus ; quelquefois appétit vorace ; expulsion de petites portions du ver sous forme d'anneaux.

Traitement : Pendant quatre jours, dix à

douze granules de kousséine par jour et dix à douze granules de pelletiérine.

Le dernier jour, le soir en se couchant, faire prendre au malade un grand bol de lait, et le lendemain matin, trente grammes d'huile de ricin additionnée d'*une goutte* d'huile de croton tiglium.

Trismus.

TÉTANOS DES NOUVEAUX-NÉS.
MAL DE SEPT JOURS.

Il est dû ordinairement à une ulcération de l'ombilic, et caractérisé par une gêne des mâchoires, et des convulsions fréquentes.

Le traitement est le même que celui du tétanos, en observant la proportion des doses, suivant l'âge du petit malade.

Bains tièdes, aromatiques et un petit lavement purgatif à l'huile de ricin.

U.

Urticaires.

Taches plus ou moins saillantes à la peau, rouges ou blanches et fugitives ; démangeaisons et quelquefois beaucoup de fièvre.

Traitement : Sedlitz granulé, vingt grammes dans un verre d'eau, à prendre par cuillerées toutes les heures.

Bains tièdes fréquents.

Ulcères.

Solution de continuité avec petite ou abondante sécrétion de pus.

Quand il est dû à un corps étranger, le premier soin, c'est de l'extraire. Mais il est presque toujours occasionné par un vice interne. Voyez : *Scrofules, Syphilis, Scorbut, Vice dartreux, Chancre,* etc.

Le traitement externe est très variable ; il consiste principalement en lotions désinfectantes, émollientes ; cautérisation suivant que les ulcères sont enflammés ou atoniques.

Vers intestinaux.

Lombrics ou Oxyures.

Symptômes : Pâleur ; inquiétude ; pendant le sommeil mouvements et soubresauts ; inappétence ou appétit insatiable ; coliques ; diarrhée de temps à autre ; indigestions ; démangeaison à l'anus et aux narines, amaigrissement ; augmentation anormale du ventre ; quelquefois, toux, vomissements, convulsions et autres accidents nerveux.

Traitement : Huit granules de santonine par jour, pendant trois jours de suite, et le quatrième, une purgation d'huile de ricin. Pour les enfants, on suivra dans l'administration des granules, la proportion de cinq granules par année, divisés dans les trois jours.

Au lieu de faire prendre le nombre de granules respectif à son âge, on donnera quatre heures après le dernier granule, le purgatif.

En tout cas, la dose de granules ne doit pas dépasser vingt, dans les trois jours, pour les enfants de cinq à quatorze ans.

Pour les bébés d'un an, la dose sera de deux à quatre granules dans les deux jours.

Quand les vers seront des oxyures, en dehors de ce traitement, on donnera un petit lavement avec une décoction d'ail dans du lait et une heure après, un second avec de l'eau tiède et de l'huile douce.

Vice dartreux.

Symptômes : Éruption à la peau, plus ou moins fréquente et permanente, de cloques, taches, vésicules, pustules et tubercules, les unes sèches et les autres humides ; parmi les premières, on distingue la dartre furfuracée et la dartre squammeuse, et parmi les secondes la philycténoïde, l'érythémoïde, la pustuleuse et la rouge.

Pour les dartres sèches, on donnera :

Arséniate de soude ⎱ trois granules de cha-
— de strychnine ⎰ que par jour.

Pour les dartres humides :

Iodure de fer ⎱
— de soufre ⎰ trois granules de chaque
— d'arsenic ⎰ tous les jours.

Quand il y aura inflammation, prurit ou irritation nerveuse, on emploiera :

Cicutine ⎱ quatre granules de chaque
et vératrine ⎰ par jour.

Pendant toute la durée du traitement, le matin à jeun, une cuillerée à café de sedlitz Chanteaud dans un verre d'eau.

MÉMORIAL TOXICOLOGIQUE

OU

GUIDE PRATIQUE

POUR SECOURIR PROMPTEMENT

LES EMPOISONNÉS.

MÉMORIAL TOXICOLOGIQUE

OU

GUIDE PRATIQUE

POUR SECOURIR PROMPTEMENT

LES EMPOISONNÉS.

Des Poisons en général.

Le mot *Poison* (*Toxicum*, en latin; Τοξικὸν, en grec), est un nom générique donné à toute substance qui, introduite dans l'économie animale, soit par l'absorption cutanée, soit par les voies de la respiration, soit par les voies digestives, agit d'une manière nuisible sur le tissu des organes, et altère ou détruit entièrement la vie. Ainsi, on réserve le nom de *Poisons*, aux substances délétères, minérales ou végétales.

Les *Poisons*, les *Venins*, les *Virus* et les *Miasmes* constituent quatre ordres de corps, tous nuisibles, mais, très différents par leur constitution et leur mode d'action. Par un abus de mots, suivi d'une généralisation dépassant les limites de la réalité trop peu connue, on les désigne souvent tous par le seul mot *Poison*.

Les *Poisons* sont des corps cristallisables ou volatils, sans décomposition, d'origine minérale ou d'origine organique, ou les sucs des plantes qui les renferment.

Ils agissent, en s'unissant molécule à molécule, aux principes immédiats des tissus vivants, dont ils modifient ainsi la constitution, ou qu'ils décomposent ; ils agissent plus particulièrement sur tel ou tel tissu, selon la nature des principes immédiats qui constituent le tissu, et, selon leur nature propre, c'est-à-dire selon leur affinité pour ces principes.

Les *Venins* sont des humeurs spéciales

sécrétées par certaines glandes des animaux, et quelquefois renfermées dans les végétaux ; ils doivent leurs propriétés, principalement à une substance organique naturelle ou principe immédiat, coagulable et spécial, qui conserve toutes ses propriétés après la dessiccation ou après la mort de l'animal, tant que la substance n'est pas décomposée. Ils agissent tant d'une manière locale qu'en modifiant spécifiquement les substances organiques du sang.

Les *Virus* sont un état particulier d'altération des substances organiques, liquides ou solides, qui existent normalement dans tout être vivant, ou qui en proviennent ; ils agissent, en transmettant à d'autres êtres, un état d'altération semblable ou très analogue à celui dont ils sont le siège ; de là, des symptômes lents ou rapides et variés, suivant la nature de la lésion et selon l'espèce de tissu ou d'humeur qui est affectée.

Les *Miasmes,* très voisins des Virus, sont des substances organiques volatiles ou emportées par les liquides volatils, lors de leur évaporation, qui proviennent des tissus animaux ou végétaux en voie de décomposition, des déjections, des exhalations pulmonaires ou sudorales d'animaux sains ou malades, et déterminant alors des accidents différents.

Le temps qu'il faut à partir du moment de l'action du Miasme pour qu'il amène les accidents morbides, porte le nom de période d'*Incubation*. Quelque court que soit ce temps, le mode d'action des Miasmes est bien différent de celui des Poisons par sa lenteur et par la nature des accidents.

Quand l'économie est en souffrance, le Miasme qui l'a causée n'existe plus ; c'est l'altération des humeurs et des tissus consécutivement, qu'il a causée, qui existe. Pour guérir alors, il ne s'agit donc pas (comme de fausses notions sur les Miasmes le font dire) de détruire ou de neutraliser le *Miasme,* puisqu'il n'est pas fixé dans l'économie à la manière d'un Poison ; mais, il s'agit de ramener les humeurs à leur état normal par des moyens propres à faire cesser leur état d'altération, et non par ceux qui hâtent l'élimination des Poisons.

Les Poisons ont dû être connus de tout

temps. On conçoit qu'il n'en pouvait être autrement, si l'on considère que les Poisons qui se présentent naturellement à l'homme, durent, dans les premiers temps, plus peut-être que de nos jours, le punir de ses méprises ou de son imprudente curiosité.

Non seulement, les anciens connaissaient les Poisons par les accidents fortuits auxquels ils donnaient lieu, mais encore certaines sectes, certains personnages de l'antiquité savaient préparer les Poisons les plus énergiques, et s'en servaient dans un but criminel.

Selon Homère, l'art de préparer les Poisons est passé de l'Egypte dans la Grèce. Les prêtres Egyptiens de la secte de *Toth,* qui pratiquaient la science dite alors *Art sacré,* et aux mystères desquels on n'était initié que sous les serments les plus terribles, passaient pour avoir possédé une foule de Poisons secrets.

Hippocrate, dans son serment, dit : « *Je ne remettrai de Poison à personne.* »

Platon, au second livre de sa *République,* rappelle une loi déjà ancienne, par laquelle

11

il était défendu de servir des Poisons et d'en enseigner l'usage. Les anciens eurent l'idée d'un antidote universel ; le *fameux* Μῶλυ dont parle Homère et avec lequel Ulysse conjurait les poisons de Circé en est la preuve. Bien que les botanistes n'aient pu reconnaître, jusqu'à présent, la plante à laquelle le poète grec fait allusion, aujourd'hui, nous sommes plus avancés sous le rapport des contre-poisons. Cependant, nous ne possédons pas encore un antidote universel.

Classification des Poisons.

Vicat, et après lui, Fodéré, Orfila, partagent les Poisons en *quatre* classes :

1° *Les Poisons irritants,* qui déterminent l'inflammation des parties qu'ils touchent ;

2° *Les Poisons narcotiques* ou *stupéfiants,* qui paralysent les fonctions du système nerveux ;

3° *Les Poisons narcotico-âcres,* qui participent des deux premières espèces, c'est-à-dire qui produisent le narcotisme et l'irritation ;

4° *Les Poisons septiques* ou *putréfiants*, qui altèrent ou putréfient les liquides de l'économie.

Des Poisons que les auteurs ne classent point et qui n'en existent pas moins, sont les émanations de certains métaux, tels que le *Plomb* et le *Mercure*. On connaît, en effet, les ravages sur l'économie, des émanations phosphoriques, saturnines ou mercurielles.

1° POISONS IRRITANTS, CORROSIFS OU ESCHAROTIQUES.

Minéraux : Préparations mercurielles, arsenicales, antimoniales, de cuivre, d'étain, de zinc, d'argent, d'or, de bismuth, de plomb ; acides et alcalis concentrés, sulfures alcalins, chlore, iode, brome, phosphore, le verre pilé, etc.

Animaux : Cantharides et les autres insectes vésicants.

Végétaux : Ellébores, bryone, coloquinte, daphnés, euphorbes, rhus radicans, anémones, renoncules, aconits, apocynées, clématite, cévadille, colchique, etc.

2° POISONS NARCOTIQUES OU STUPÉFIANTS.

Produits chimiques et pharmaceutiques : Azote, acide sulfureux, acide hydrocyanique, eau de laurier-cerise et d'amandes amères, cyanures, morphine et ses sels, etc.

Végétaux : Opium, ses alcaloïdes et ses préparations, laitue vireuse, jusquiame, morelle, haschich et leurs alcaloïdes.

3° POISONS NARCOTICO-ACRES.

Produits chimiques et pharmaceutiques : Vin, alcool, éther, chloroforme, acide carbonique, oxyde de carbone, camphre, etc.

Végétaux : Alcaloïdes et produits des strychnées, tabac, belladone, datura stramonium, digitale, coque du Levant, seigle ergoté, ciguë, et leurs alcaloïdes, champignons.

4° POISONS SEPTIQUES OU PUTRÉFIANTS.

Hydrogène sulfuré, matières putréfiées, moules, pus de pustule maligne, liquide de la rage, piqûres ou morsures d'animaux, tels que vipères, crotales, scorpions, araignées, tarentules, bourdons, guêpes, taons, etc.

SIGNES GÉNÉRAUX
de l'empoisonnement.

On devra soupçonner un empoisonnement toutes les fois que le malade se plaindra d'une odeur nauséabonde et infecte, ou d'une saveur désagréable, acide, alcaline, âcre, d'une chaleur brûlante dans le gosier et l'estomac ; que la bouche sera sèche ou écumeuse ; que les lèvres et les gencives seront livides, jaunes, blanches, rouges ou noires ; qu'il y aura des rapports, des nausées, des vomissements plus ou moins fréquents de matières muqueuses, bilieuses ou sanguinolentes, blanches, jaunes, vertes, bleues, rouges, bouillant sur le carreau, rougissant ou verdissant la couleur de Tournesol ; qu'on observera des hoquets, de la constipation ou des déjections alvines plus ou moins abondantes ; que le pouls sera fréquent, petit, serré, irrégulier, la soif ardente, la respiration difficile ; que les sueurs seront froides et l'émission des urines difficile.

On tiendra compte encore de l'altération de la physionomie, de la couleur pâle, livide ou plombée de la face, de la perte de la vue et de l'ouïe, de l'état des yeux, de l'altération de la voix, de l'agitation générale.

Il ne faut pas oublier que parmi les symptômes énumérés ci-dessus, il en est un certain nombre qui se manifestent subitement après l'étranglement d'une *hernie*, la perforation spontanée de l'estomac ou des intestins, sans que l'on puisse attribuer ces lésions à l'action d'une substance toxique.

MÉMORIAL PROMPT

POUR SECOURIR LES EMPOISONNÉS.

Symptômes et Antidotes.

1° ARSENIC ET SES SELS.

Symptômes : Haleine fétide, constriction du pharynx; hoquet; nausées et vomissements de matières brunes et sanguinolentes; évanouissements; chaleur et douleur à l'estomac, selles noires; pouls petit; chaleur à la peau et soif insatiable; urine rare et sanguine; délire; convulsions et la mort.

Antidotes : Exciter ou favoriser le vomissement à l'aide d'eau chaude sucrée (en grande quantité). Employer les moyens mécaniques.

Donner ensuite, par cuillerées, l'hydrate de peroxyde de fer et de magnésie récemment préparé :

Pr : Perchlorure de fer. 30 grammes.
     Magnésie calcinée.   7   —
     Eau 263   —
     f. s. a.

(Formule de la Pharmacopée de Berlin).

On l'obtient en grandes quantités, seulement par l'eau tiède.

Une cuillerée tous les quarts d'heure, puis exciter de nouveau le vomissement.

On peut donner aussi du lait et des œufs.

2° ANTIMOINE ET SES SELS.

Symptômes : Vomissements abondants et rebelles ; selles copieuses ; constriction à la gorge et crampes ; délire ; perte des forces, et la mort.

Antidotes : Exciter le vomissement par les moyens mécaniques. Décoctions astringentes, café noir très fort. Ensuite, les excitants.

3° CUIVRE ET SES SELS.

Symptômes : Saveur âcre ; langue sèche ; salive épaisse d'un blanc verdâtre ; vomissements avec des efforts violents ; douleur à l'estomac ; coliques ; selles épaisses, noires et sanguinolentes ; syncopes ; soif ; anxiété ; sueurs froides ; convulsions et la mort.

Antidotes : On excite le vomissement, soit par le titillement de la luette, soit par le tartre stibié.

Lait sucré en abondance; albumine d'œuf dans une boisson mucilagineuse.

4° NITRATE D'ARGENT.

Symptômes : Saveur métallique désagréable; salivation abondante; douleurs aiguës à l'estomac ; vomissements de matières blanches, coagulées, résistant à la baguette; noirceur de la peau, du menton et des lèvres ; langue et gorge blanches (agit sur les poumons et sur le système nerveux, et détermine une inflammation de la muqueuse), coliques ; diarrhée ; crampes ; faiblesse ; pouls petit; syncopes ; et après trois ou quatre jours, la mort.

Antidotes : Faire dissoudre dans deux litres d'eau, une cuillerée de chlorure de sodium (ou sel de cuisine); en faire boire au malade un verre ou un demi-verre toutes les cinq minutes.

Eau savonneuse ; limonade hydro-chlorique.

Lorsque l'action du poison a cessé, on donne une boisson mucilagineuse et purgative.

11.

5° PLOMB ET SES SELS.

Symptômes : Saveur douceâtre, astringente ; vomissements douloureux, épais et sanguinolents ; hoquet ; convulsions et la mort (colique des peintres et paralysie).

Antidotes : Favoriser le vomissement, donner ensuite les sulfates alcalins et terreux, et mieux, le sulfate de magnésie dissous dans un lait de poule.

Contre les coliques douloureuses : un granule de chlorhydrate de morphine et un d'hyosciamine tous les quarts d'heure ; infusion de valériane.

6° MERCURE ET SES SELS.

Symptômes : Saveur âcre, métallique ; soif ardente ; chaleur à la gorge ; douleurs aiguës à l'estomac et dans les intestins ; nausées et vomissements de matières de couleurs diverses ; diarrhée ; pouls accéléré ; crampes ; insensibilité ; convulsions et la mort.

Antidotes : Albumine d'œuf dans du lait, et si l'on n'a pas d'albumine, de la farine.

Limaille de fer dans de l'eau.

L'albumine d'un œuf se combine avec 0,25 centigrammes de chlorure de mercure.

7° ÉTAIN ET SES SELS.

Symptômes : Saveur métallique ; constriction à la gorge ; vomissements avec douleurs dans le ventre ; selles violentes ; mouvements convulsifs des extrémités et de la face. Forte paralysie.

Antidotes : Vomitif (ipécacuanha). Ensuite lait de magnésie, puis du lait en quantité. Bains tièdes.

8° ZINC ET SES SELS.

Symptômes : Saveur âcre ; constriction à la gorge ; nausées et vomissements ; pouls accéléré ; pâleur de la face ; extrémités froides.

En injections, il constitue un poison violent, et, comme il est émétique, si l'on cherche à arrêter le vomissement, il agit comme s'il avait été injecté.

Antidotes : Favoriser le vomissement et donner ensuite du lait et des boissons émollientes.

9° ACIDES : SULFURIQUE, AZOTIQUE, CHLORHYDRIQUE, OXALIQUE, FLUORHYDRIQUE, TARTRIQUE.

Symptômes : Saveur âcre, brûlante; douleurs vives à l'estomac et dans les intestins ; bouche ulcérée; vomissements sanguinolents, faisant effervescence si on y mélange des carbonates, et roùgissant le papier de Tournesol; hoquet ; selles sanguinolentes ; sensibilité extrême à l'abdomen ; soif inextinguible ; efforts inutiles pour uriner ; sueurs froides ; altération de la face ; convulsions et la mort.

Antidotes : Magnésie calcinée délayée dans de l'eau : un verre toutes les deux minutes ; à défaut de magnésie, on la remplace par du savon blanc dissous dans de l'eau.

Ne pas donner de carbonates, à cause de la grande quantité de gaz qu'ils produiraient.

Provoquer le vomissement, seulement par le chatouillement de la gorge.

Eviter de donner beaucoup d'eau, parce qu'en se combinant avec l'acide sulfurique il se développerait une grande chaleur.

Pour *l'acide oxalique,* on donne encore de

la cendre dans de l'eau mucilagineuse ou dans du lait.

10° ACIDE PRUSSIQUE OU CYANHYDRIQUE.

Symptômes : Contractions tétaniques ; arrêt de la respiration ; torpeur, puis rigidité des membres et quelques convulsions avant la mort.

Antidotes : Vider l'estomac le plus promptement possible.

Dix *gouttes* d'ammoniaque dans de l'eau, plusieurs fois dans une demi-heure.

Affusion d'eau froide sur la tête ; frictions sur les tempes avec la teinture de cantharides ; sinapismes; mélange de carbonate de potasse et de sulfate ferroso-ferrique, dans de l'eau.

11° PHOSPHORE.

Symptômes : Odeur alliacée ; vomissements muqueux, lumineux dans l'obscurité; diarrhée; coliques douloureuses; insomnie; céphalalgie ; douleurs de reins ; délire.

Après huit jours, la mort vient doucement sans la prévoir.

Antidotes : Emétiques (sulfate de zinc) ;

magnésie, en grande quantité ; chaux ; alcalins ; essence de térébenthine : trois grammes dans une émulsion.

Charbon. — Eviter les huiles grasses.

12° CAUSTIQUES :

POTASSE CAUSTIQUE, SOUDE CAUSTIQUE, CHAUX CAUSTIQUE. — AMMONIAQUE.

Symptômes : Saveur âcre, nausées et vomissements ; douleurs épigastriques et intestinales; altération de la face; convulsions et la mort.

Antidotes : Il ne faut pas donner d'émétiques; il faut administrer du vinaigre ou les acides végétaux (citrique, tartrique) dans de l'eau, et puis les émollients, les huiles douces.

13° ALCOOL.

Symptômes : Ivresse; face violacée ; respiration difficile ; odeur d'alcool.

Antidotes : Émétiques minéraux ; lavements d'eau tiède avec chlorure de sodium ou sel de cuisine.

Tenir le malade élevé ; glace sur la tête ; frictions avec de la laine, sur les extrémités.

Pepsine : deux granules toutes les dix minutes.

14° POISONS ACRES :

ACONITINE, BRYONINE, EMÉTINE, COLCHICINE, COLOCYNTHINE, DELPHINE, EUPHORBE, VÉRATRINE, SABINE, RENONCULE ACRE, SCILLITINE, ANÉMONE PULSATILE, ETC.

Symptômes : Saveur âcre très piquante, quelquefois impulsion amère ; chaleur ; bouche et gorge enflammées ; vomissements avec de violents efforts ; douleurs aiguës à l'estomac et dans les intestins ; respiration difficile et précipitée ; symptômes d'ivresse ; quelquefois dilatation de la pupille : insensibilité, et la mort.

(Beaucoup de ces poisons appliqués sur la peau agissent comme vésicants).

Antidotes : Si le poison a provoqué le vomissement et qu'il continue, il faut faire boire de l'eau tiède. Dans le cas contraire, il faut administrer les émétiques.

Ammoniaque. — Quand les vomissements ont cessé, une purgation.

Ensuite, décoction concentrée de café, eau iodée, par demi-verre tous les quarts d'heure.

Eau iodée.

Pr : Iodure de potassium.   4.00
Iode sublimé..........   0.30
Eau pure............... 1000.00
Dissolv.

Frictions sur tout le corps avec une laine chaude.

15° POISONS NARCOTIQUES :

ATROPINE, CICUTINE, DATURINE, DIGITALINE, HYOSCIAMINE, LAITUE VIREUSE, PICROTOXINE, NICOTINE, MORPHINE, CODÉINE, NARCOTINE, SOLANINE, STRYCHINE ET SELS DES STRY-CHNÉES.

Symptômes : Hébêtement; lourdeur de tête avec envies de vomir; ivresse; regard hébêté; pupille dilatée; délire parfois furieux, d'autres fois gai; convulsions et la mort.

a. Par la strychnine, — on remarque une saveur amère persistante suivie d'une impressionnabilité telle, que le plus petit bruit ou la moindre lumière produisent des mouvements, des secousses et des rigidités musculaires auxquelles succèdent des convulsions tétaniques.

b. Par l'opium et ses sels, — on observe un sommeil profond, l'insensibilité, la respiration râlante, les pupilles dilatées, le regard fixe, un relâchement des muscles, des nausées, vomissements, face cadavérique, bouche de travers et la mort.

Antidotes : Emétiques. Infusion concentrée de café, de thé, par tasses tous les quarts d'heure. Frictions excitantes, charbon, vin, les excitants (vinaigre de café de Swédiaur).

> Pr : Café torréfié...   9.00
> Vinaigre........   500.00

Faites chauffer jusqu'à ébullition, filtrez et ajoutez :   Sucre............   3.00

Deux cuillerées à soupe tous les quarts d'heure. Ce médicament est employé spécialement contre les sels d'opium.

Pour les strychnées, outre le café, il faut donner l'acide tannique et éviter l'usage des liquides alcooliques.

Pour la nicotine, outre les émétiques, on donne fréquemment des boissons mucilagineuses et huileuses.

16° CHAMPIGNONS VÉNÉNEUX.

Symptômes : Nausées ; vomissements ; convulsions ; délire ; hébêtement et la mort.

Antidotes : Favoriser le vomissement, sulfate de magnésie ; boissons éthérées.

AVIS. — Avant de faire cuire les champignons, on doit les couper par tranches et les faire macérer pendant deux heures, dans de l'eau acidulée avec du vinaigre.

On les lave ensuite, et on les fait bouillir pendant un quart d'heure ; on les relave encore et on les sèche au mieux, puis l'on s'en sert.

Inutile de dire que l'eau de lavage doit être jetée, parce qu'elle contient l'*Amanite*, (principe toxique).

17° CANTHARIDES.

Symptômes : Soif ardente ; nausées ; respiration difficile ; dégoût pour les liquides ; vomissements ; selles et urines sanguinolentes ; ardeur brûlante à la vessie ; convulsions ; délire et la mort.

Lorsque la cantharide a été administrée,

l'urine se trouve chargée d'albumine et laisse un sédiment de mucosités membraneuses.

Antidotes : Vomitifs suivis d'eau tiède en abondance ; ensuite, boissons mucilagineuses, lait, frictions sur les cuisses avec l'huile camphrée.

Bromure de camphre et chlorhydrate de morphine à l'intérieur : un granule de chaque, toutes les demi-heures.

Bains généraux ; éviter de donner des huiles à l'intérieur.

18° SEIGLE ERGOTÉ.

Symptômes : Contraction des doigts ; tétanos ; assoupissement ; crampes et la mort.

Antidotes : Emétiques, acide tannique, café, thé, vin et les excitants.

19° MORSURES ET PIQURES D'INSECTES ET DE SERPENTS VENIMEUX.

Symptômes : Douleur à la partie malade, auréole, enflure qui va en se propageant ; face injectée ; soif ; regard fixe ; délire.

Antidotes : Ligature de la partie : Ammoniaque ou cautérisation de la morsure. Excitants à l'intérieur. Une goutte d'éthylate de soude est un bon remède.

20° CURARE.

Symptômes : Douleurs atroces; paralysie et la mort.

Antidotes : Acide tannique, sulfate de strychnine à un demi-milligramme : un granule toutes les demi-heures, jusqu'à douze granules; sulfate acide de manganèse.

Amputation, si elle est possible ; cautérisation.

21° FÈVE DE CALABAR. (Esérine).

Symptômes : Perte des mouvements volontaires ; relâchement musculaire des membres et du tronc; ralentissement de la circulation; difficulté de respirer ; mort.

N. B. (Absorbée par la conjonctive, elle produit la mort immédiate).

Antidotes : Émétiques ; atropine et sulfate de strychnine : un granule de chaque, ensemble, toutes les demi-heures, puis toutes les heures, et en éloignant les doses, à mesure que les symptômes diminuent.

22° SANTONINE.

Symptômes : Coliques; vomissements; sueurs froides; mouvements convulsifs des extrémités.

Antidotes : Vomissement provoqué par les moyens mécaniques ; après, lait en abondance et potion huileuse.

23° CRÉOSOTE.

Symptômes : Les mêmes que ceux des poisons caustiques.

Antidotes : Eau albumineuse ; looch gommeux du Codex ; inhalation de vapeurs ammoniacales ; affusions d'eau froide ; air frais; respiration artificielle; électricité.

24° IODE.

Symptômes : Amertume ; abattement ; appétit vorace ; saveur dégoûtante ; nausées ; éructations; constriction de la gorge; vomissements bilieux abondants ; coliques ; élévation du pouls; respiration pénible; coloration de la peau.

Antidotes : Amidon et magnésie dans de

l'eau chaude pour combiner l'iode, et provoquer le vomissement.

Lorsque les douleurs ont cessé : boissons émollientes, et lavements avec du lait.

25° BROME.

Symptômes : Les mêmes que pour l'iode.

Antidotes : Bi-carbonate de soude et eau camphrée.

26° ASPHYXIE PAR L'OXYDE DE CARBONE ET AUTRES GAZ.

Symptômes : Lourdeur de tête ; bourdonnements d'oreilles ; vertiges ; respiration pénible, vomissements ; convulsions ; refroidissement du corps.

Antidotes : Le grand air frais, inhalation d'oxygène, excitants cutanés.

27° ACIDE PHÉNIQUE.

Symptômes : Perte des sens ; vomissements spumeux ; douleurs aiguës dans le ventre ; contraction de la pupille, respiration fatigante ; peau froide ; urine verdâtre ; mort.

Antidotes : Favoriser le vomissement et

donner ensuite de l'albumine d'œuf en grande quantité.

28° CHLOROFORME.

Symptômes : Agitation ; exaltation ; assoupissement ; pupille contractée ; insensibilité et la mort.

Antidotes : Exciter le vomissement (par les moyens mécaniques) si le liquide a été avalé.

S'il a été inhalé : l'air pur, inhalation d'ammoniaque, excitants.

29° CHLORAL HYDRATÉ.

Symptômes : Douleurs de tête ; crampes ; anesthésie ; mort.

Antidotes : Expulser la substance aussi promptement que possible, par le sulfate de zinc. Ensuite, café, rhum dilué.

30° SULFATE FERREUX.

Symptômes : Douleurs dans le ventre.

Antidotes : Pour boisson, une solution de sous-carbonate de soude ou de potasse faible, sucrée, avec le sirop de guimauve ou bien une solution très diluée de savon. Décoctions astringentes unies aux émétiques, accompagnés de beaucoup d'eau tiède.

31° ANILINE ET SES SELS.

Symptômes : Agit comme un poison narcotique puissant, et exerce son action irritante locale sur l'estomac et les intestins.

Antidotes : Sulfate de cuivre, pour exciter le vomissement ; ensuite, lait de magnésie, puis café, thé, vin, rhum ; excitants.

Émétiques.

Afin de ne pas répéter, dans chaque cas, la formule de l'émétique approprié, nous donnons ci-dessous la formule des trois les plus usités.

FORMULE *a*.

R : Sulfate de cuivre.....   1.00
Eau distillée...........   40.00

D. En prendre la moitié, d'une fois, et le reste, cinq minutes après, si besoin est.

FORMULE *b*.

R : Sulfate de zinc........   0.50
Sucre blanc pulv......   1.00

Mêlez et divisez en six paquets.

D. Un paquet dans un quart de verre d'eau tiède, toutes les cinq minutes jusqu'à obtention de vomissements abondants.

FORMULE *c*.

R : Poudre de racine d'ipécacuanha.   2.00
Eau distillée...........................   100.00
Sirop simple...........................   20.00

Melez. A administrer en deux fois dans l'espace d'un quart d'heure.

DOSES TOXIQUES

DES PRINCIPAUX POISONS.

—

Sels d'Arsenic....................	de 10 à 20 centigr.
— de Mercure..................	de 20 à 50 centigr.
— de Cuivre, par injections.....	10 centigr.
— de Cuivre ingérés...........	de 25 à 35 grammes
— de Plomb...................	de 10 à 25 grammes
Phosphore.....................	de 10 à 25 centigr.
Chloroforme...................	de 4 à 15 grammes
Chloral (chez l'adulte).. au-dessus	de 5 à 6 grammes
Acide phénique (concentré).......	de 20 à 40 grammes
Acide prussique (anhydre).......	de 2 à 3 centigr.
— — (hydraté)........	de 8 à 10 centigr.
Cyanure de potassium...........	de 10 à 20 centigr.
Eau de laurier-cerise...........	de 40 à 60 grammes
Belladone (atropine).	de 2 à 15 milligr.
— extrait et poudre......	de 5 à 20 centigr.
Ciguë (cicutine), au-dessus.......	de 5 centigr.
— poudre et extrait.........	de 30 à 40 centigr.
Aconit (aconitine)...............	de 5 à 8 centigr.
— poudre, au-delà...........	de 3 à 4 grammes
— extrait.	1 gramme
Strychnine et ses sels...........	de 1 à 15 centigr.
Opium, au-delà.................	de 25 à 40 centigr.
Laudanum.....................	de 5 à 40 grammes
Morphine et Codéine, au-delà....	de 5 à 10 centigr.
Seigle ergoté, au-delà...........	de 10 à 15 grammes
Ergotine, au-delà...............	de 3 à 6 grammes

H. REBAUTE.

SEDLITZ CHANTEAUD

DÉSHYDRATÉ, EFFERVESCENT

PURGATIF RAFRAICHISSANT

Cette magnifique préparation, qui flatte l'œil autant que le palais, est un des plus beaux produits de l'arsenal pharmaceutique ; comme il forme la base de presque tout traitement dosimétrique, il est bon que les médecins soient fixés sur sa composition, afin qu'ils puissent l'employer en toute sûreté, et se rendre compte de tous les avantages qu'il présente sur les autres purgatifs.

Sa composition est des plus simples : du

12.

sulfate de magnésie pur, parfaitement déshydraté, rendu légèrement effervescent par l'addition d'une faible quantité d'acide tartrique et de bi-carbonate de soude, voilà ce qui constitue cet élégant produit.

L'action de ce sel, à peu près neutre, est fort douce et ne provoque aucune hypersécrétion.

Comme moyen diététique ou hygiénique, il faut lui donner la préférence sur les moyens violents, dont on n'est que trop disposé à abuser.

L'*Aloës*, la *Gomme-Gutte*, la *Scammonée*, etc., qui font la base des pilules, si improprement dites, *de Santé*, échauffent le corps et provoquent un flux hemorrhoïdaire dangereux, par cela même qu'il est factice.

Le Sedlitz Chanteaud agit sous un petit volume, puisqu'il suffit d'une cuillerée à café dans un verre d'eau, pour produire son effet physiologique, c'est-à-dire pour tenir le corps libre.

Ce sel n'est pas un remède, il est mieux que cela ; c'est un moyen préventif d'une foule de maladies du sang ou des humeurs.

Quand on en fait usage, il faut avoir soin de le faire dissoudre dans une quantité d'eau suffisante (un grand verre pour une cuillerée à café) et de boire après, un ou deux verres d'eau pure, selon que le corps est plus ou moins échauffé. Le sel fait absorber l'eau avec une grande activité, au point qu'il suffit de quelques minutes pour lui faire traverser tout le torrent circulatoire; c'est un véritable drainage qu'on établit ainsi sans aucune hypersécrétion.

On peut prendre le Sedlitz Chanteaud, tous les matins; toutefois, cela doit dépendre du genre de vie, de la constitution, du tempérament, etc.

C'est comme pour les plantes, qui toutes n'ont pas besoin de la même quantité d'eau.

De l'irrigation bien ou mal conduite dépendent la santé ou la maladie de la plante; il en est de même de l'irrigation du corps; or, c'est le matin, de bonne heure, et non le long de la journée, que cette opération doit être faite. Ceux qui boivent trop d'eau, dans la journée, s'affaiblissent l'estomac et les intestins, parce que l'eau n'est pas absorbée assez rapidement. Il n'en pas de même avec l'eau qu'on boit, le matin, en se levant, surtout si on a soin d'ajouter au premier verre, une demi-cuillerée de Sedlitz Chanteaud.

Nota. — Il ne faut pas confondre cette préparation avec celles du commerce, qui ne donnent jamais le résultat désiré.

Angoulême. — Imp. Roussaud, rue Tison d'Argence, 3.

9 782014 088823